Kinky Things

PRICKELNDE SPIELE FÜR 101 NACHT

Laurence King Verlag GmbH
Jablonskistraße 27, 10405 Berlin
www.laurencekingverlag.de

Laurence King Publishing ist ein Imprint von
The Orion Publishing Group Ltd
Carmelite House, 50 Victoria Embankment
London EC4Y 0DZ
einem Unternehmen von Hachette UK

Gestaltung: Florian Michelet

Für die deutsche Ausgabe
Übersetzung: Dr. Ulrich Korn
Lektorat: Lisa Heilig, Köln
Satz: Lesezeichen Verlagsdienste, Köln
Projektleitung: hauffe publishing, Dortmund

ISBN: 978-3-96244-231-6
1. Auflage 2021
Hergestellt in Italien

Haftungsausschluss

Autorin und Verlag sowie alle an der Produktion dieses Buches Beteiligten übernehmen keine Verantwortung für jegliche Verletzungen, Verluste oder Schäden, die aus den in diesem Buch vorgestellten Ideen hervorgehen könnten. Die Ausübung einiger Kinky-Aktivitäten ist mit erheblichen Risiken verbunden. Auch wenn Sie sie nach den Informationen in diesem Buch ausüben, übernehmen Sie die gesamte Verantwortung für Ihre Handlungen selbst.

Laurence King Publishing setzt sich für eine ethische und nachhaltige Produktion ein. Wir sind stolzes Mitglied des Book Chain Project®.
Bookchainproject.com

BOOK
CHAIN
PROJECT

www.laurenceking.com
www.orionbooks.co.uk

Kinky Things

PRICKELNDE SPIELE FÜR 101 NACHT

Kate Sloan

Illustrationen von Ewa Żak
Aus dem Englischen von Ulrich Korn

Laurence King Verlag

Inhalt

Einführung: Was ist Kink?

Stellen Sie sich vor, Sie könnten das Vergnügen, die Erregung und die Befriedigung spüren, die viele Menschen beim Sex empfinden – ohne tatsächlich Sex zu haben. Klingt toll, oder? Vielleicht haben Sie schon einmal etwas Ähnliches erlebt, zum Beispiel beim Genuss eines Gourmetmenüs, beim Hören toller Musik oder in einem emotionalen Moment mit einem geliebten Menschen. Für viele ist Kink ein Weg, der zu diesem erfüllenden Vergnügen führt.

Der Begriff „Kink" kann als außergewöhnliche sexuelle Spielart definiert werden. Was für Sie außergewöhnlich, also als nicht normal gilt, hängt vom kulturellen Hintergrund, der Sozialisation und anderen Faktoren ab – etwa dem Wohnort. Grundsätzlich gilt: Wenn Ihre Definition von „sexy" außerhalb des Bereichs der normalen sexualisierten Körperteile (Genitalien, Brüste, Po) und der üblichen Dinge liegt, die man damit tun kann (Geschlechtsverkehr, Oralsex, Petting usw.), sind Sie vielleicht einfach nur „kinky". Populäre Darstellungen von Kink, wie im Roman *Fifty Shades of Grey* (2011) oder im Film *Secretary* (2002), konzentrieren sich auf eine Unterabteilung von Kink: BDSM – ein englisches Akronym, das Fesselspiele, Disziplinierung, Dominanz, Unterwerfung, Sadismus und Masochismus umfasst. Aber Kink ist viel mehr als das!

Wie dieses Buch zu benutzen ist

Um sich mit Kink vertraut zu machen, können Sie dieses Buch von der ersten bis zur letzten Seite lesen oder sich nur einzelne Praktiken anschauen. Auf jeden Fall sollten Sie die Einleitung lesen sowie das Kapitel „Nachsorge". Anschließend können Sie sich in die erotischen Spielchen vertiefen, die Sie am meisten interessieren. Seien Sie offen für Neues: Hier lernen Sie Praktiken kennen, von denen Sie möglicherweise noch nie gehört haben, die aber – erst einmal ausprobiert – vielleicht genau Ihr Ding sind!

Machen Sie sich beim Lesen Notizen zu Praktiken, die Sie neugierig gemacht haben und testen möchten. Wenn Ihr Partner oder Ihre Partnerin sich ebenfalls für Kink interessiert, können Sie ihm oder ihr Ihre Notizen zeigen oder das Buch auch gemeinsam lesen und auswählen, was prickelnd zu sein verspricht.

Wie Sie über Kink sprechen

Viele Menschen haben Hemmungen, ihre sexuellen Wünsche mit dem Partner oder der Partnerin zu besprechen, und das nicht ohne Grund. Das Thema Sex ist immer noch recht schambesetzt, und die meisten von uns hatten schon mal den Eindruck, die eigene Sexualität sei auf irgendeine Weise unanständig. Es erfordert etwas Mut, sich einen Ruck zu geben und offen und ehrlich zu äußern, was man gern mag oder hätte. Letztlich ist es aber der einzige Weg zu einem erfüllenden Sexualleben, das Spaß macht. Wenn Sie Ihrem Partner oder Ihrer Partnerin gegenüber noch nie eine sexuelle Vorliebe erwähnt haben, ist es vielleicht am einfachsten, beiläufig zu erwähnen: „Ich habe kürzlich über [die sexuelle Praktik xy] gelesen. Hast du schon mal dran gedacht, das auszuprobieren?" Dieses Buch soll nicht nur Informationen liefern, sondern auch Gespräche in der Partnerschaft anregen! Sie könnten einen Wunsch äußern, zum Beispiel: „Weißt du, was mich wirklich antörnen würde?" oder „Darf ich dir von einer sexuellen Fantasie erzählen, die mir durch den Kopf geht?". Oder Sie zeigen ein Video oder ein Bild mit dem kinky Spielchen, das Sie gern machen würden, und fragen, was er oder sie davon hält. Manchmal brauchen Menschen etwas Unterstützung und Nachhilfe, um sich auf etwas Neues einzulassen.

Einige Begriffe, die Sie kennen sollten

Das Wort Kink wird in verschiedenen Zusammenhängen verwendet. Eine ungewöhnliche sexuelle Spielart lässt sich als **Kink** bezeichnen (manchmal auch Fetisch); und eine Person, der so etwas gefällt, gilt als **kinky**. Jemand, der nicht kinky ist, lebt eher in der Vanillewelt. Vanille ist ein tolles Aroma, aber es bleibt dann halt beim einfachen Sex ohne Extras: beim **Vanillesex**. Jemand, der kinky ist, wird **Kinkster** genannt. Wenn Kinkster sich zu gemeinsamen Spielchen oder in Chatgruppen treffen, bilden sie eine Kink-Community.

Kinkster bezeichnen ihre sexy Aktivitäten als **Spielszene**, etwa: „Ich liebe es, mit dir zu spielen!" oder „Hättest du später Lust auf ein Rollenspiel?" In der Kink-Welt ist eine **Szene** ein kinky Stück mit einer oder mehreren handelnden Personen, das sexuelle Handlungen beinhaltet oder auch nicht. Passenderweise ist der

Begriff aus der Theater- und Filmwelt entlehnt, weil Kink – insbesondere Varianten, die Rollenspiele beinhalten – wie eine Inszenierung sein kann und mehr mit Emotionen und Psychologie zu tun hat üblicher Vanillesex.

Eine **dominante** Person oder **Dom** ist jemand, der die Handlung lenkt und / oder die Kontrolle beim Kink übernimmt. Ein **Sub** (engl. auch „Devoter“) nimmt eine passivere Rolle ein und / oder befolgt Befehle. Ein **Switcher** ist jemand, der gern beide Rollen übernimmt und zwischen den Szenen oder sogar innerhalb einer Szene hin und her wechselt. Spiele, die Dominanz und Unterwerfung beinhalten, werden als **D/s** oder als **Machtgefälle** bezeichnet („D“ steht für Dominanz, „s“ für Submission [Unterwerfung]; das „s“ ist kleingeschrieben, um die untergeordnete Stellung des / der Unterwürfigen zu verdeutlichen). Nicht jede Kink-Szene oder Beziehung erfordert verteilte Rollen, aber viele genießen sie wegen der sexuellen und emotionalen Spannung.

Ein **Top** ist jemand, der die Gefühle steuert und / oder für die Haupthandlung(en) einer Szene verantwortlich ist, während ein **Bottom** den passiven Part übernimmt. Tops sind Doms und Bottoms sind Subs, aber es ist durchaus möglich, ein dominanter Bottom zu sein (etwa die Königin, die sich zurücklehnt und sich von ihrem treuen Untertan bespaßen lässt) oder ein unterwürfiger Top (die treue Dienerin, die ihrem Herrn auf dessen Wunsch eine Tracht Prügel für den Lustgewinn verpasst). Während manche es vorziehen, immer Top oder immer Bottom zu sein, kann die Rollenverteilung auch variieren und sich von Szene zu Szene oder sogar von Moment zu Moment ändern.

Einverständnis (engl. „Consent“) wird die Erlaubnis genannt, dass eine bestimmte sexuelle Handlung vollzogen werden darf. Die Person muss daher informiert sein (also wissen, worauf sie sich einlässt), darf weder gezwungen noch unter Druck gesetzt werden. Sie muss ihre Zustimmung geben und darf diese jederzeit zurückziehen. Ihre Entscheidung wird immer respektiert!

Das Einverständnis ist für Kinkster so wichtig, dass es die Basis für eine der zentralen Prinzipien des Kink bildet: **RACK**, das für Risk Aware Consensual Kink steht und in etwa **„risikobewusstes, einvernehmliches Ausleben gemeinsamer Vorlieben“** bedeutet. Dieser Grundsatz besagt, dass alle Kink-Aktivitäten akzeptabel sind, solange alle Teilnehmer a) vollkommen einverstanden sind und b) sich der Risiken dessen, was sie tun, vollends bewusst sind. Einige Risiken, mit denen Kinkster während ihres Spiels möglicherweise konfrontiert werden, betreffen den Körper – wie Verletzungen oder die Ansteckung mit sexuell übertragbaren Infektionen (STI) –, wohingegen andere emotionaler und psychologischer Natur sind, wenn es zum Beispiel unbeabsichtigt zu einer Panikreaktion oder in einem Flashback ein vergangenes Trauma getriggert wird. Man sollte daher alle Risiken eines Spiels kennen und abwägen, bevor man sich darauf einlässt.

Wichtig für das Einverständnis ist, dass die Kinkster sich im Vorfeld einer Szene ausführlich **absprechen**, was die Teilnehmenden tun und nicht tun wollen. Vorab können Sie Ihre **Grenzen** abstecken – Dinge, die Sie auf keinen Fall tun oder geschehen lassen wollen – und Ihre speziellen Wünsche vorbringen. Sie können auch andere Dinge vereinbaren, etwa Namen, bei denen Sie (nicht) genannt werden möchten, oder wie Sie sich in der Szene fühlen wollen und ob Sie gesundheitliche Probleme haben, über die die andere Person Bescheid wissen sollte.

Dass die Kinkster sich in einer Szene durchgehend wohlfühlen, wird auch durch ein sogenanntes **Safe-Word** gewährleistet – ein Wort, das Sie gemeinsam auswählen und das, einmal ausgesprochen, den sofortigen Abbruch der Szene bedeutet. Viele Kinkster verwenden lieber ein Safe-Word, anstatt sich auf „Nein" oder „Stopp" zu verlassen, weil sie diese Worte vielleicht als Teil ihrer Spielszene benutzen wollen, vor allem dann, wenn es sich um ein Szenario handelt, in dem es eher grob oder dem Anschein nach „nicht einvernehmlich" zugeht. Ein gutes Safe-Word ist eins, das man sich leicht merken kann, eindeutig ist und mit großer Wahrscheinlichkeit nichts mit der Szene zu tun hat, wie „Ananas" oder „Zimt". Einige Kinkster verwenden auch ein Ampelsystem für Safe-Words. Grün bedeutet „Mir geht es gut, mach weiter"; Gelb: „Mir geht es zu schnell / zu forsch", „Ich brauche eine Pause" und / oder „Ich muss mich erst reinfinden"; Rot bedeutet: „Sofort aufhören. Ende der Szene. Abbruch!"

Manche Kinkster benutzen gern nonverbale Zeichen, sogenannte **Safe-Signals**, für den Fall, dass jemand sich nicht wohl in der Szene fühlt, aber nicht sprechen kann, wenn er / sie beispielsweise geknebelt ist. Zu den gängigen Safe-Signals gehören das Fallenlassen eines Gegenstandes, etwa eines Schlüssels oder eines Balles, schnelles Kopfschütteln oder das zweimalige Schlagen mit der Hand auf den Arm des Partners oder der Partnerin.

Der **Sub-Space** ist ein physiologischer und psychologischer Zustand, in den manche Unterwürfige und Bottoms im Laufe einer Spielszene aufgrund der Intensität und der ausgeschütteten Endorphine gelangen. Es handelt sich um einen veränderten Bewusstseinszustand, ähnlich wie bei einem Rausch oder in Trance, der sich ganz unterschiedlich äußern kann, zum Beispiel eine Art Schwebezustand, leichte Dissoziationen, eine verlangsamte Wahrnehmung. Doms und Tops können einen ähnlichen Zustand erleben, der **Dom-Space** oder **Top-Space** genannt wird und der dem psychologischen Phänomen des Flow ähnelt; neben einer geschärften Sensibilität hat man mitunter auch das Gefühl, als befände man sich außerhalb des eigenen Körpers. Im Abschnitt „Nachsorge" finden Sie Hinweise, wie Sie von diesen veränderten Bewusstseinszuständen wieder ins normale Hier und Jetzt zurückkehren können.

Ein Hinweis zur gendergerechten Sprache

Wenn in diesem Buch nachfolgend von „dem Partner" und „der Partnerin" die Rede ist, sollen sich damit ausdrücklich *alle* Geschlechter angesprochen fühlen, und natürlich richtet sich der Ratgeber an sexuelle Identitäten, hetero- wie homosexuelle Menschen, Transmenschen, Bisexuelle ...

In diesem Buch wird möglichst vermieden, Männer mit Penis, Prostata und Hoden und Frauen mit Vulva und Vagina gleichzusetzen, da jeder Mensch jeden Geschlechts sämtliche Genitalien haben kann. Transsexuelle, nicht-binäre und intersexuelle Menschen verdienen Respekt und die Einbeziehung in die Kink-Community. Formulierungen wie „Menschen mit Penis" und „Menschen mit Vulva" werden dort, wo angebracht, verwendet, um dieser Realität gerecht zu werden.

Vor diesem Hintergrund treten wir nun also ein in die abwechslungsreiche und aufregende Kink-Welt!

Nachsorge

Es mag kurios scheinen, ein Buch über Kink mit etwas zu beginnen, das erst am Ende einer Szene steht, aber die Nachsorge ist so bedeutsam, dass sie vorab besprochen werden muss.

Kinky Spiele wirken sich anders auf das Gehirn und den Körper aus als Vanillesex. Sie können körperlich schmerzhaft oder psychisch belastend sein und führen zu einer erhöhten Ausschüttung von Endorphinen, Adrenalin und anderen Botenstoffen.

Die mit Kink verbundene körperliche Anstrengung kann dazu führen, dass man dehydriert und der Elektrolyt- und der Blutzuckerspiegel sinken, wodurch Sie sich möglicherweise schwindlig, erschöpft oder benebelt fühlen – oder alles gleichzeitig. Auf emotionaler Ebene kann Sie das in der Spielszene Erlebte hinterher noch einmal einholen: Sie fühlen sich womöglich peinlich berührt, beschämt, schuldig, verwirrt, leer oder traurig. Diese Reaktionen sind so häufig, dass sie sich in der Kink-Community einen Namen gemacht haben: Unterwürfige erleben den „Sub-Drop", dominante Personen den „Dom-Drop" oder „Top-Drop".

Die Nachsorge ist die gemeinsame, partnerschaftliche Pflege der Psyche und des Körpers nach einer Szene, sodass Sie möglichst sachte und langsam in die Realität zurückkehren. Diese Nachsorge kann ganz unterschiedlich aussehen und ablaufen, aber im Allgemeinen sollte sie sowohl den Körper als auch den Geist stärken. Eine Kleinigkeit zu essen und zu trinken sowie die Verarztung kleinerer Blessuren (falls erforderlich) tun dem Körper gut; für die Psyche mögen Streicheleinheiten, beruhigende Worte und andere besänftigende Maßnahmen helfen.

Bei der Vorbereitung einer Spielszene sollten Sie auch immer genügend Zeit für die Nachsorge einplanen. Es gibt nichts Schlimmeres, als eine Szene abrupt zu beenden und ohne weichen Übergang in den Alltag zurückzukehren.

Versuchen Sie Folgendes:

- Machen Sie sich Notizen darüber, wodurch Sie und Ihr Partner oder Ihre Partnerin sich nach dem Spielen besser fühlen. Kuscheln? Rumalbern? Kekse? Ein Gespräch? Wir alle haben hinterher andere Bedürfnisse, und zu einer guten und verantwortungsbewussten Kink-Partnerschaft gehört es, sich der eigenen Bedürfnisse bewusst zu sein und sie mitzuteilen, aber auch der anderen Person zu geben, was sie braucht.

- Stellen Sie ein „Nachsorge-Kit" zusammen, das Sie zu einem Kink-Stelldichein mitnehmen können. Passen Sie den Inhalt an das an, was Sie beide oder alle mögen, zum Beispiel Snacks, eine kuschelige Decke, entspannende oder anregende Musik/Filme, Teebeutel, Arnikasalbe (zur Schmerzlinderung), Desinfektionsmittel (zur Behandlung von Schnitten oder Wunden), Pflaster, Stofftiere (zum Kuscheln), isotonische Getränke (zum Elektrolytausgleich) oder Badezusätze.

- Legen Sie mit dem Partner oder der Partnerin einen klaren Kommunikationsplan fest, den Sie in den Stunden oder Tagen nach den Spielszenen befolgen. (Manche erleben den „Sub-Drop" oder „Dom-Drop" sofort nach einer Szene, während es bei anderen ein paar Tage dauern kann.) Würden Sie sich gut fühlen, am Morgen danach über die Szene zu texten? Möchten Sie eine Woche später darüber sprechen? Finden Sie heraus, was Sie und Ihr Partner oder Ihre Partnerin brauchen und wie Sie am besten auf die Bedürfnisse der anderen Person eingehen können.

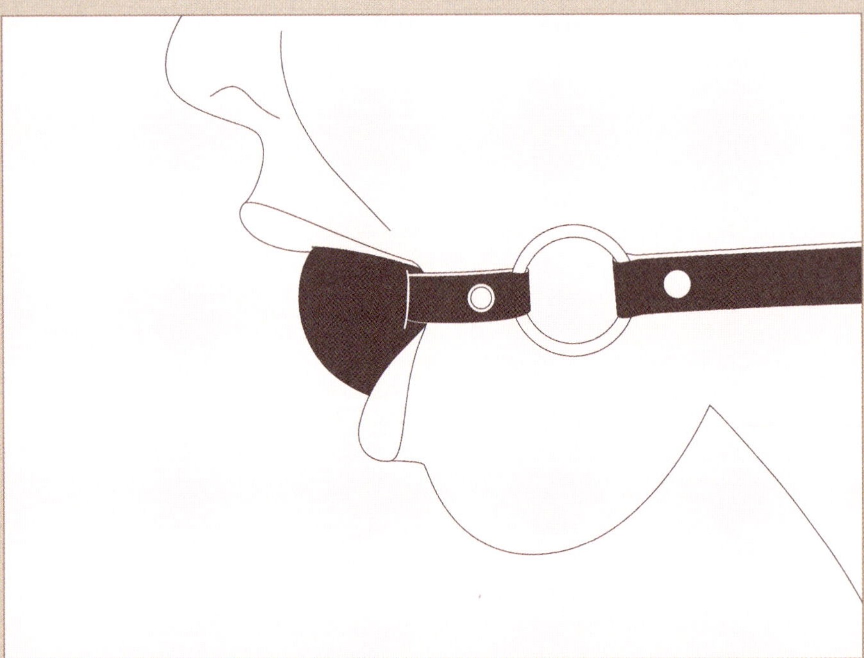

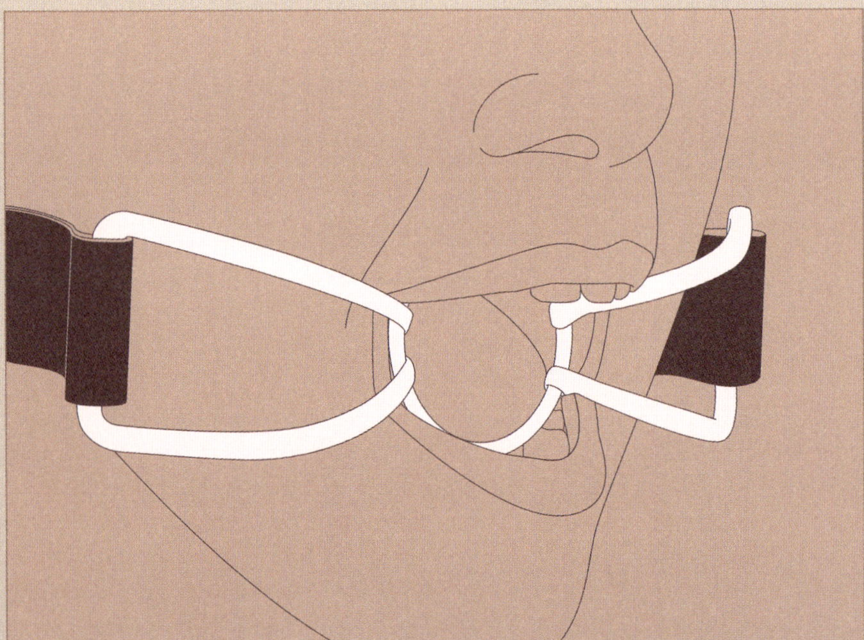

1. Knebel

Knebel verhindern das Sprechen. Sie werden oft in Szenen mit Bestrafung, Kontrolle und / oder Demütigung verwendet, da ein Knebel eine Person hilflos und manchmal auch unkontrolliert sabbernd macht. In diesem Sinne kann ein Knebel ein launiges Accessoire für ein Rollenspiel sein, besonders wenn man ihn mit Fesselspielen kombiniert. Je nach Art können Knebel auch zur Geräuschunterdrückung dienen; das ist recht nützlich, wenn Sie beim Sex leise sein müssen, wenn zum Beispiel die Räumlichkeiten hellhörig oder Familienangehörige in der Nähe sind.

Es gibt verschiedene Arten von Knebeln, aber die im BDSM am häufigsten verwendeten sind Ballknebel und Latexmundmasken, sogenannte Bite Gags. Bei einigen Varianten, etwa beim „Jennings Gag", bleibt der Mund gezwungenermaßen offen, sodass er sich für Oralsex und andere Spielarten anbietet.

Eine geknebelte Person sollte nie allein gelassen werden, falls sie zu würgen beginnt oder unter Atemnot leidet. Es gibt Ballknebel mit Löchern oder Lüftungsschlitzen, die besonders für Anfänger geeignet sind. Legen Sie ein Safe-Signal fest, bevor Sie einen Knebel verwenden: Sie können ein Stopp oder Nein durch heftiges Kopfschütteln signalisieren oder hintereinander drei laute Geräusche von sich geben. Erlösen Sie die Person sofort von ihrem Knebel, sobald Sie dieses Zeichen wahrnehmen.

Versuchen Sie Folgendes:

- Tragen Sie beim Masturbieren oder beim Vanillesex ein paar Minuten lang einen Knebel, um sich an das Gefühl zu gewöhnen und zu testen, ob Sie damit klarkommen.

- Machen Sie Fotos von der geknebelten Person, um sich das Sabbern und die ungewöhnliche Mimik des bzw. der Geknebelten immer wieder ansehen zu können. Das mag etwas erniedrigend sein, hilft Ihnen aber bei der Entscheidung, ob Sie den Knebel auch in intensiveren Szenen einsetzen möchten.

- Wenn Sie wissen, was Ihr Partner oder Ihre Partnerin als angenehm und schmerzhaft empfindet, sollten Sie ihn oder sie dazu bringen, mit Knebel unterschiedliche (Lust-)Geräusche von sich zu geben. Der Knebel unterdrückt zwar die Lautstärke, aber die Message ist noch wahrnehmbar.

2. Dirty Talk

Das „schmutzige Gerede" dient dazu, eine andere Person mit Ihrer Stimme und Ihren Worten zu erregen.

Der einfachste Dirty Talk ist auszusprechen, was Sie getan haben („Hat es dir gefallen, wie ich dich neulich von hinten auf dem Küchentisch gefickt habe?"), was Sie gerade tun („Ich liebe es, deinen harten Schwanz zu streicheln") und / oder was Sie vorhaben („Ich kann es kaum erwarten, dich später mit deinem Lieblingsdildo durchzuvögeln"). Sie können auch darüber sprechen, was Sie fühlen und was Sie gern tun würden. Mit etwas Übung fallen die Hemmungen, also schämen Sie sich nicht, wenn Sie es zunächst peinlich oder seltsam finden. Anders als bei den meisten anderen Sexpraktiken muss Ihr Partner oder Ihre Partnerin beim Dirty Talk nicht physisch anwesend sein (siehe Telefonsex, Sexting). Schmutzige Worte sollten also unbedingt zu Ihrem Fundus gehören, und sei es für die Momente, in denen Sie mit jemandem sexuell Kontakt haben wollen, es aufgrund der physischen Abwesenheit aber nicht möglich ist.

Versuchen Sie Folgendes:

- Sprechen Sie laut mit sich selbst, wenn Sie sich beim Solosex vergnügen. Beschreiben Sie, was Sie gerade tun, oder machen Ihrem Körper Komplimente. Oder sprechen Sie laut aus, was Sie einem Partner oder einer Partnerin jetzt sagen würden, wenn er/sie anwesend wäre, oder Sie spielen ein Rollenspiel allein durch.

- Erstellen Sie mit Ihrem Partner oder Ihrer Partnerin eine Liste mit Wörtern, die Sie sexy finden, gerade noch okay finden und solchen, die Sie hassen. Sie müssen sich nicht auf jedes Wort einigen, aber es kann ganz hilfreich sein, um die Stimmung nicht zu verderben, zum Beispiel wenn Sie ankündigen „Ich will dir auf die Titten spritzen" und feststellen, dass Ihre Partnerin entnervt die Augen verdreht.

- Berühren Sie beim Sex verschiedene Körperteile des Partners oder der Partnerin und sagen etwas Schönes, Anregendes dazu: „Deine Muskeln sind sexy", „Deine langen Beine fühlen sich gut an, wenn sie sich um mich legen." Komplimente kommen immer an und sind ein guter Dirty-Talk-Einstieg, auch wenn sie am Anfang vielleicht etwas unbeholfen klingen.

3. Strippen

Einer Person dabei zuzuschauen, wie sie sich sexuell für Sie in Szene setzt, ist erregend. Das kann wohl jeder bestätigen, der schon einmal einen Lapdance in einem Strip-Club erlebt hat, während man sich als Mittelpunkt intensiver erotischer Zuwendung stark und begehrenswert fühlt. Andererseits ist eine Person, die sich für Sie auszieht, schutzlos Ihren prüfenden, kritischen Blicken ausgesetzt, und wer auf Zuruf alle Hüllen fallen lassen soll, fühlt sich schnell in die Rolle des Unterworfenen versetzt.

Inszenieren Sie einen einfachen Striptease für einen Partner. Tragen Sie ein Outfit aus mehreren Kleidungsstücken (inklusive schöne Unterwäsche und Accessoires), sodass das Entledigen der Teile etwas länger dauert. Legen Sie einen Song auf, den Sie mögen. Tanzen Sie, bewegen Sie Po, Brüste und Schultern und stolzieren Sie hin und her, während Sie nach und nach Ihre Kleider

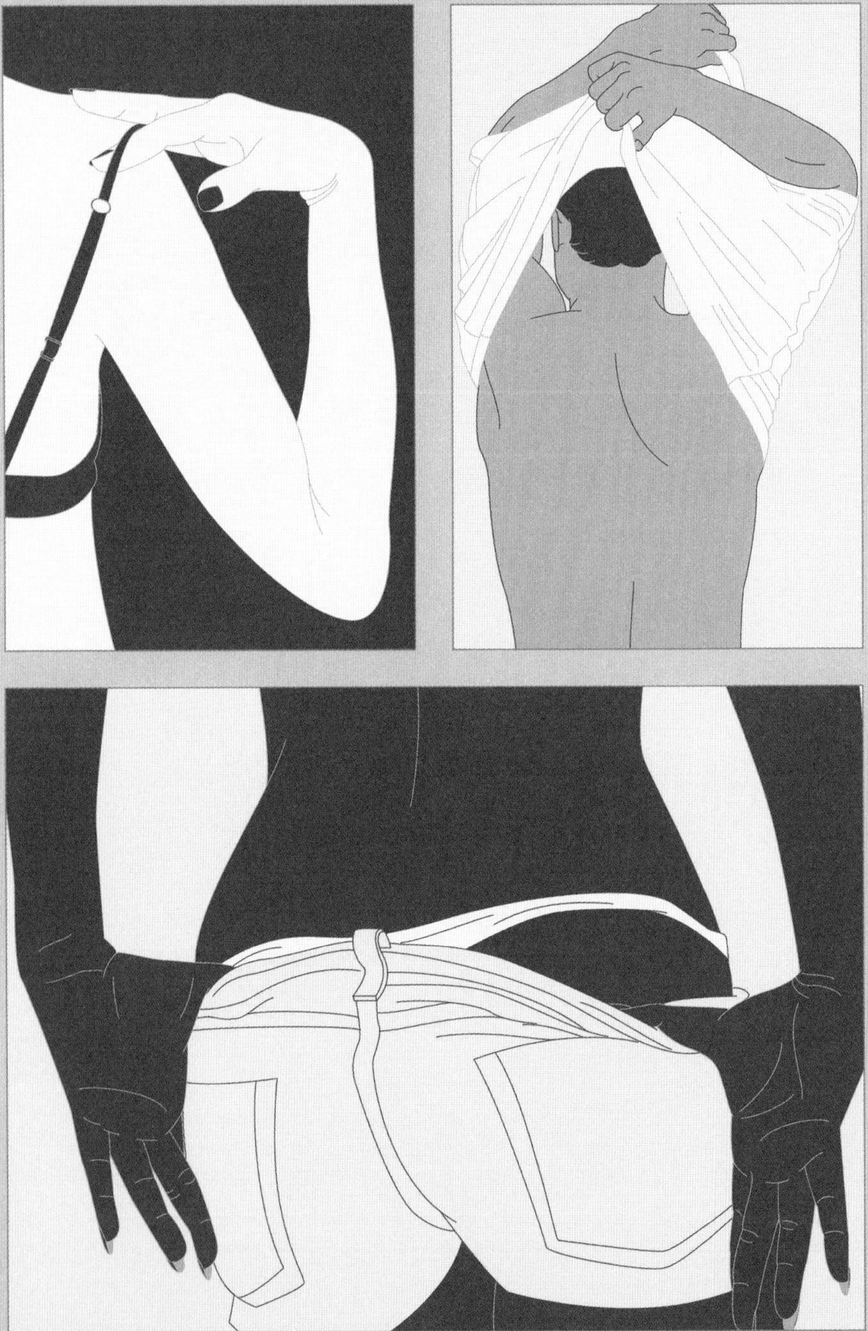

fallen lassen. Lächeln Sie, stellen Sie Blickkontakt her und berühren oder küssen Sie Ihr „Publikum" ab und zu. Dabei helfen vielleicht auch die Worte der Burlesque-Performerin Kitty Cavalier: „Wenn ich die Kunst der Verführung in einem Satz zusammenfassen müsste, dann vielleicht: Mach, was immer du willst, aber mach es einfach … langsamer."

Falls Sie sich anfangs verlegen fühlen, denken Sie einfach daran, dass Übung den Meister macht und dass Ihr Partner Ihren Körper sexy findet. Passende Musik und gedämpftes Licht helfen, Ihre Verspannung zu lösen.

Versuchen Sie Folgendes:

- Gehen Sie in einen Strip-Club - allein oder in Begleitung -, um sich inspirieren zu lassen. Sie müssen nicht so durchtrainiert und professionell wie die Tänzerinnen sein. Aber das ein oder andere können Sie sich bestimmt abschauen. Trinkgeld nicht vergessen!

- Fesseln oder binden Sie Ihren Partner oder ihre Partnerin an einem Stuhl fest und lassen Sie ihn bzw. sie zusehen, wie Sie sich zu einem sexy Song ausziehen. In den meisten Clubs gilt beim Lapdance ein Berührungsverbot, und durch das Fesseln wird dieses Verbot zwangsläufig verschärft.

- Wenn Ihr Partner oder Ihre Partnerin devot veranlagt ist, bitten Sie ihn bzw. sie, einen Striptease für Sie aufzuführen. Äußern Sie Ihre Wünsche frei heraus, zum Beispiel zu welchem Lied er/sie tanzen, was er/sie anziehen oder welche Körperteile er/sie besonders zur Schau stellen soll. Es wird wie eine private Burlesque-Performance sein, die genau auf Ihre Vorlieben zugeschnitten ist. Zeigen Sie in jedem Fall die gebührende Begeisterung!

4. Atmungsspiele

Atmungsspiele beinhalten die Einschränkung oder die Regulierung des Atems (des eigenen oder eines anderen) für erotische Zwecke, und dabei gibt es viele Möglichkeiten: Würgen, Abdecken des Mundes mit dem Geschlechtsteil, Druck auf den Brust- / Lungenbereich, Druck auf den Hals, Abdecken von Nase und Mund, Tragen von Masken oder Kapuzen und mehr.

Sauerstoffmangel – auch Hypoxie genannt – kann für ein anregendes Schwindelgefühl sorgen; manche behaupten, dass er Lust und Orgasmus steigert. Für andere ist es die Panik durch die beschränkte Luftzufuhr, die das Ganze reizvoll macht (siehe Angstspiele), oder das Gefühl des Kontrolliertwerdens, wenn eine andere Person Ihre buchstäbliche Lebenskraft – die Atemluft – steuern darf.

Atmungsspiele gehören zu den gefährlichsten Kink-Praktiken, die im schlimmsten Fall zu Herzstillstand, Hirnschäden und anderen dramatischen Auswirkungen führen können. Zu Ihrer Sicherheit bedarf es unbedingt einer guten Kommunikation (einschließlich eines zuvor festgelegten Safe-Signals), des Maßhaltens und eventuell einer Erste-Hilfe-Ausbildung. Halten Sie ein Telefon bereit, falls Sie Hilfe rufen müssen.

Versuchen Sie Folgendes:

- Atmungsspiele ohne eine weitere Person sind gefährlich, da im Ernstfall niemand den Rettungsdienst rufen kann. Versuchen Sie stattdessen mal, beim Masturbieren kurze Zeit den Atem anzuhalten. Viele Menschen finden, dass der Orgasmus dadurch explosiver wird.

- Auch wenn dem Partner oder der Partnerin beim Sex nur der Mund zugehalten wird, kann es ihm bzw. ihr das Gefühl geben, überwältigt und eingeschränkt zu sein. Sie müssen sich nicht unbedingt auf gefährliches Terrain begeben, um eine erregende Szene zu schaffen.

- Die korrekte Art, jemanden für den erotischen Lustgewinn zu würgen, besteht darin, mit der flachen Hand leicht auf die Halsschlagadern auf beiden Seiten des Halses zu drücken - nicht auf den Kehlkopf (Luftröhre)! Das Drücken der Arterien kann ein Gefühl der Benommenheit hervorrufen und sollte aus Sicherheitsgründen jeweils nur für ein paar Sekunden durchgeführt werden. Viele finden es aber auch schon schaurig-erotisch, wenn ihnen die flache Hand (ohne Drücken) auf die Kehle gelegt wird.

5. Voyeurismus

Voyeurismus meint das Beobachten von Menschen insbesondere in intimen Situationen, wie beim Sex oder Baden, zur eigenen sexuellen Befriedigung. Ein anständiger Voyeur spioniert nicht heimlich wie ein Spanner, sondern tut dies mit dem Wissen und Einverständnis der beobachteten Personen. Manche Voyeure haben Spaß an der Sache, weil es eigentlich tabu ist, jemanden in einer intimen Situation zu beobachten, oder auch an der als erotisch empfundenen Demütigung, wenn sie „erwischt" werden.

Viele erfreuen sich am Voyeurismus jedoch aus denselben Gründen, aus denen man sich Pornos anschaut: Das Beobachten von Menschen beim Sex kann erregend sein und die eigene sexuelle Fantasie beflügeln. Manche Voyeure masturbieren, während sie zuschauen; andere schauen nur bewundernd zu, um später ihr Kopfkino anzuwerfen oder etwas nachzuspielen.

Versuchen Sie Folgendes:

- Sehen Sie sich einen Pornofilm an und stellen Sie sich vor, Sie würden sich irgendwo im Raum, in dem die Filmpersonen Sex haben, verstecken und ihnen heimlich zuschauen. Selbst dieser kleine Perspektivwechsel kann die Art und Weise, wie Sie das Video erleben, erheblich verändern.

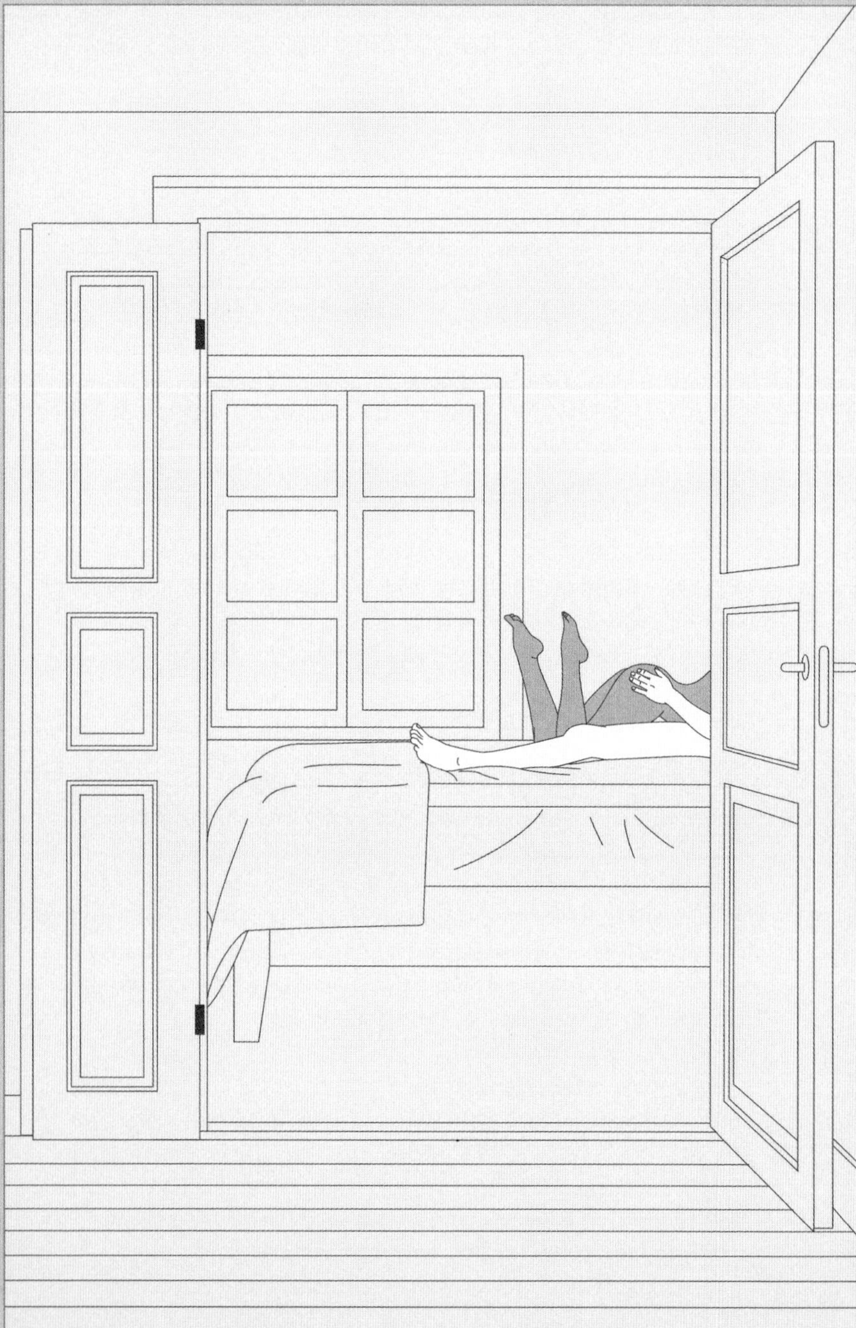

- Fragen Sie Ihren Partner oder Ihre Partnerin, ob Sie ihm bzw. ihr beim Solosex zusehen dürfen. Je nach Ihren voyeuristischen Vorlieben können Sie sich auch „verstecken" (z.B. hinter einem Möbelstück oder Vorhang) und sich vorstellen, als wüsste die andere Person nicht, dass Sie da sind. Das ist nicht nur erregend, sondern Sie erfahren vielleicht mehr darüber, wie Ihr Partner bzw. Ihre Partnerin gern berührt wird!

- Besuchen Sie einen Sexclub, einen Swingerclub, eine Fetischparty oder Ähnliches, entweder allein oder in Begleitung, und beobachten Sie, wie sich die erotische Spannung um Sie herum ausbreitet. Holen Sie in jedem Fall die Erlaubnis der Beteiligten ein, bevor Sie sie bei ihren Sexspielen beobachten.

6. Rasieren

Für viele ist Rasieren ein Teil der Körperhygiene, die sie in der Regel nicht vor den Augen anderer erledigen, und kann deshalb zusammen mit einer anderen Person zu einem intimen Akt werden. Egal, ob Sie sich vor jemandem rasieren, um ihn oder sie aufzureizen, ob Sie sich als reine Dienstleistung rasieren lassen, oder ob Sie jemanden auffordern, sich zu rasieren, um ein sexy Geheimnis unter der Kleidung zu tragen – Rasieren kann schnell zu einem Kink-Akt werden.

Kink erfordert gegenseitiges Vertrauen, und was könnte von mehr Vertrauen zeugen, als eine andere Person mit einem scharfen Gegenstand an Ihren intimsten, empfindlichen Stellen hantieren zu lassen? Hinzu kommt, dass Körper- oder Kopfbehaarung für viele Menschen ein wichtiges Element der Identität sind.

Auch für ein Rollenspiel mit einem dominanten und einem unterwürfigen Partner eignet sich der rituelle Charakter des Rasierens gut. Ganz gleich, ob der Dom die Rasur seines Subs bestimmt oder ob die untergebene Person zum persönlichen Barbier wird: Bereits das Vorbereiten der Rasur kann sinnlich und erregend sein, ebenso wie das Einschäumen der Haut.

Versuchen Sie Folgendes:

- Steigen Sie mit Ihrem Partner oder Ihrer Partnerin in die Badewanne und fragen Sie, ob es eine Körperstelle gibt, die Sie rasieren dürfen. Rasieren Sie sehr vorsichtig!

- Lassen Sie Ihren Partner oder Ihre Partnerin bei der Rasur zusehen; machen Sie eventuell eine sexy Show daraus. Extrapunkte gibt es, wenn die Rasur der Vorbereitung auf ein Stelldichein dient, sodass er/sie sich auf frisch rasierte, glatte Haut freuen kann!

- Wenn dieser Kink Ihnen beiden Spaß macht, gehen Sie zusammen Rasierzubehör kaufen: scharfe Rasierklingen, einen weichen Rasierpinsel, eine Schale für die Rasiercreme oder -seife. Rasierschaum aus der Flasche kann die Haut austrocknen und reizen; Rasierseife aus überwiegend natürlichen Zutaten ist milder und schonender.

7. Analspiele

Obwohl Analspiele in den vergangenen Jahrzehnten an Popularität gewonnen haben, sind sie für viele Menschen immer noch tabu – weshalb sie in der Kink-Welt häufig fetischisiert werden.

Im Analbereich enden viele Nervenbahnen, und über das Rektum lassen sich auch die Prostata und (indirekt) der G-Punkt stimulieren. Abgesehen davon hat das Analspiel auch einen psychologischen Reiz: Die Intimität und das Verbotene der Analreize können erregend und – auf eine sexy Art – sogar erniedrigend sein. Die Enge des Anus mag eine Herausforderung darstellen, sodass sich Analsex gut in Rollenspiele integrieren lässt, in denen es um den Verlust der Jungfräulichkeit, Dominanz oder auch Sadomasochismus geht.

Ob die anale Stimulation nun durch Finger, Zunge (siehe Anilingus), Spielzeug (siehe Butt-Plug, Dildos, Strap-on-Sex) oder Penis erfolgt: Verwenden Sie auf jeden Fall reichlich Gleitmittel! Alle Spielzeuge sollten am unteren Ende breiter ausgeformt sein, damit sie nicht im Anus stecken bleiben. Beginnen Sie mit etwas Kleinem; ein zu großer Gegenstand in Ihrem Po kann zu Schmerzen und Verletzungen führen. Der Schließmuskel braucht Zeit, um sich zu entspannen und zu öffnen, daher sollten Sie auf keinen Fall überhastet bzw. grob vorgehen.

Aus hygienischen Gründen sollten Sie Ihren Po vorher reinigen (siehe Einläufe) und/oder, wenn Sie Ihre Finger benutzen, dunkle Latex- oder Nitrilhandschuhe tragen. Um Infektionen zu vermeiden, dürfen keine Fäkalbakterien in oder an Vagina und Harnröhre gelangen.

Versuchen Sie Folgendes:

- Stimulieren Sie bei der Selbstbefriedigung mit einem gut geschmierten Finger Ihren Anus von außen und eventuell auch von innen, um herauszufinden, welche Bewegungen sich am besten anfühlen.

- Starten Sie Analspiele mit einer anderen Person langsam. Legen Sie beim ersten Mal eine Regel fest, dass Sie nur die Rosette berühren (lecken, leichtes Reiben und dergleichen). Später können Sie *einen* Finger hineinschieben. Vielleicht genügt das schon; die Analnerven sind schließlich sehr empfindlich.

- Wenn Ihr Partner oder Ihre Partnerin Analspiele mag, streicheln oder penetrieren Sie seinen/ihren Anus mit den Fingern oder einem Vibrator (mit Gleitmittel!), während Sie ihn/sie oral befriedigen. Die Kombination macht's!

8. Metakonsens (einvernehmliche Nichteinwilligung)

Alle Sex- und Kink-Spiele sollten einvernehmlich sein – aber manche finden es erregend, wenn ihr Einverständnis ignoriert wird. „Consensual Non-Consent" (CNC, dt. einvernehmliche Nichteinwilligung) bzw. Metakonsens bezeichnet Handlungen, die von außen betrachtet womöglich nicht einvernehmlich wirken, tatsächlich aber ausdrücklich so vereinbart wurden.

Eine häufige Spielart des CNC ist das Vergewaltigungsspiel. Vielen gefällt der Gedanke, gewaltsam „genommen" zu werden – die Grobheit, die Heftigkeit und das Tabu dieser Erfahrung turnen sie an. Natürlich würde keine empathische Person Sie *wirklich* vergewaltigen, weshalb jede CNC-Szene vorher ein- oder mehrmals besprochen werden muss, damit beide bzw. alle erfahren, was von der Begegnung erhofft wird, wie Sie sich schützen wollen. Sie brauchen ein Safe-Word, denn wenn CNC Sie anmacht, gehört ein „Nein!" oder „Stopp!" zum Spiel und meint nicht „Abbruch".

CNC erfordert eine besonders gründliche Nachsorge, weil es auf emotional gefährliches Terrain führen kann. Das gilt vor allem für Opfer sexueller Übergriffe, für die das Wiedererleben traumatischer Erfahrungen in einem einvernehmlichen Kontext heilsam sein, aber auch negativ triggern kann.

Versuchen Sie Folgendes:

- Wenn Sie und Ihr Partner oder Ihre Partnerin an CNC interessiert sind, üben Sie vorher und sagen Sie Worte wie „Nein" und „Stopp", während er/sie etwas mit Ihnen macht, das Sie gern mögen, wie Oralsex oder Sie mit Ihrem Lieblingstoy verwöhnen. Sprechen Sie danach über Ihre Erlebnisse und Gefühle.

- Wählen Sie ein sadomasochistisches Spiel aus, das Sie beide mögen, z.B. Spanking, Beißen oder Elektrostimulation (siehe Zapping). Vereinbaren Sie vorher, dass Sie eine CNC-Szene spielen, und legen

Sie ein Safe-Word fest, damit Sie nach Herzenslust schreien, kreischen oder weinen können, ohne die Szene zu beenden. Das Schmerzempfinden in einem CNC-Kontext kann das „nicht einvernehmliche" Machtgefälle verstärken, das viele Masochisten genießen.

- Spielen Sie eine (vorher abgesprochene) Szene, in der Sie ein erstes Date haben, das damit endet, dass die eine Person die andere zum Sex drängt, indem sie Verführungstechniken, psychologische Manipulation oder sogar Drogen oder Alkohol einsetzt (siehe Rausch). Das ist eine weniger drastische Version des Vergewaltigungsspiels und eine gute Übung für heftigere Szenen.

9. Spiele

Aus falschem Schamgefühl zögern viele, ihre Wünsche auszuleben oder sie mit dem Partner oder Partnerin zu besprechen. Das ist einer der Hauptgründe, warum Sexspiele so beliebt sind. Sie bieten eine Ausrede, Dinge zu tun, die man tun möchte, und können wichtige Gespräche über das gemeinsame Sexualleben sein in Gang setzen.

Vielleicht erinnern Sie sich an einige Spiele aus früheren Zeiten: Wahrheit oder Pflicht, Flaschendrehen, Sieben Minuten im Himmel und dergleichen. Diese Spiele machen auch als Erwachsene noch Spaß, vorausgesetzt, Sie kennen genügend sexuell aufgeschlossene Menschen. Aber auch zu zweit machen Sexspiele Spaß. In vielen Sexshops gibt es „Sex-Würfel": Auf einem stehen Verben (lecken, küssen, streicheln usw.), auf dem anderen Körperteile (Hals, Bauch, Schenkel etc.).

Während die meisten „normalen" Spiele einen Gewinner haben, funktionieren Sexspiele am besten, wenn beide bzw. alle gewinnen, zumal es nicht wirklich prickelnd ist, wenn eine Person sauer ist, weil sie das Spiel verloren hat bzw. anderen ihren Sieg

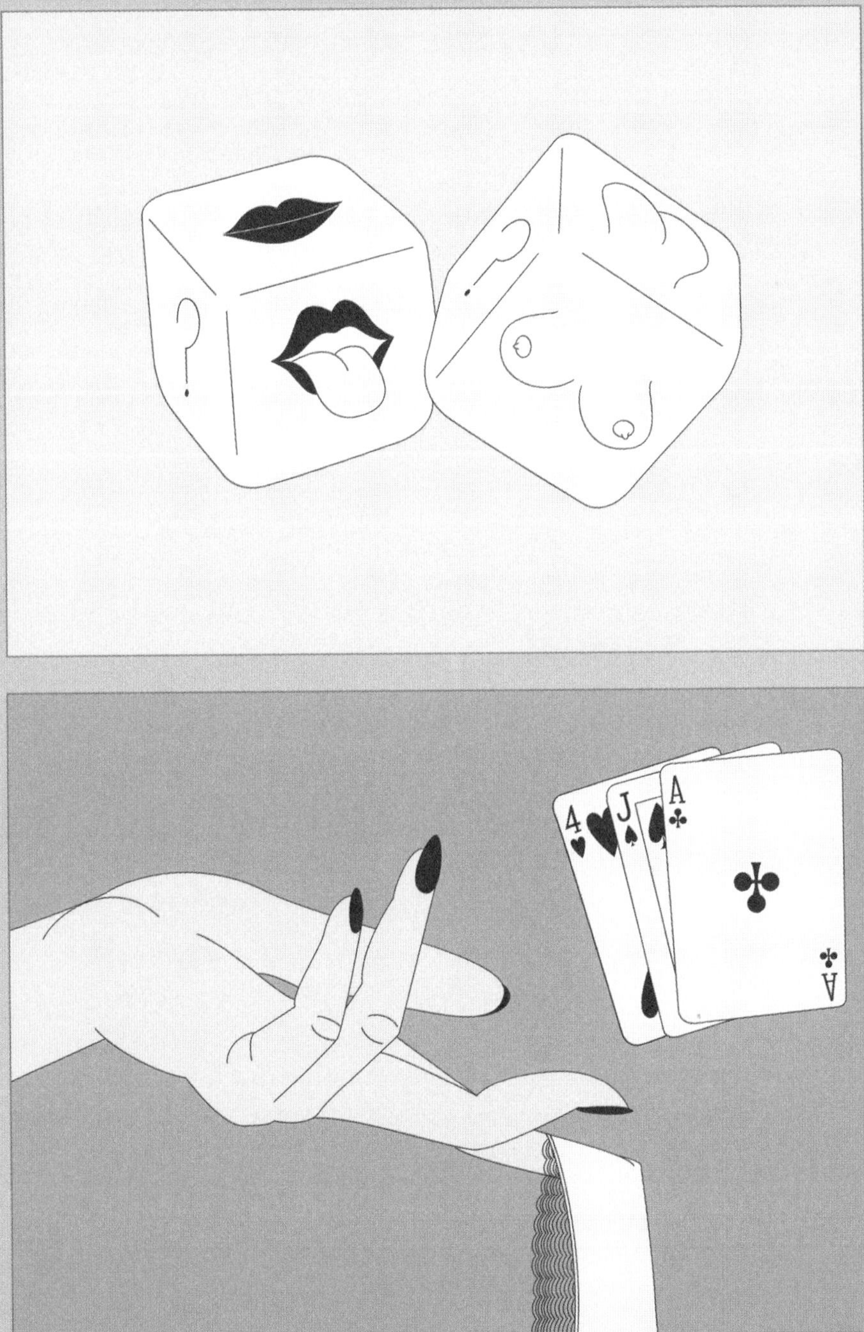

unter die Nase reibt. Gemeinsam Spiele sollten Kommunikation, Beziehung und Spaß fördern. Es geht nicht darum, den anderen auszustechen oder als Gegner zu betrachten.

Versuchen Sie Folgendes:

- Laden Sie Freunde zu einer Runde Wahrheit oder Pflicht oder Flaschendrehen ein. Stellen Sie im Vorfeld auf jeden Fall sicher, dass alle mit den Regeln einverstanden sind.

- Stellen Sie ein paar Gegenstände zusammen, die Sie über den Körper Ihres Partners oder Ihrer Partnerin bewegen. Er oder sie soll mit verbundenen Augen erraten, um welche Dinge es sich handelt, zum Beispiel Kunstfell, Federn, Eiswürfel, Leder, Vibratoren und andere Sexspielzeuge.

- Notieren Sie ebenso wie ihr Partner oder Ihre Partnerin auf kleinen Zetteln Sexaktivitäten, die Sie gern tun würden. Sie können so harmlos sein wie „eine halbe Stunde lang knutschen" oder so wild wie „Strap-on Sex in einer Restauranttoilette". Legen Sie die Zettel in einen Behälter und ziehen Sie reihum. Besprechen Sie, was Sie daran reizt, und wenn Sie beide darauf stehen, wird gespielt.

10. Frottage

Frottage – auch bekannt als Trockensex, Grinding oder Outercourse – bedeutet Sex ohne Penetration, bei dem die eigenen Genitalien am Körper einer anderen Person gerieben werden – bekleidet oder nackt.

Frottage wird oft als Vorspiel betrachtet, kann aber auch ein eigenständiger befriedigender Sexualakt sein. Trockensex statt eines Aktes mit Penetration macht Ihr Sexualleben abwechslungsreicher und kann sehr antörnend sein. Da die ersten sexuellen Erfahrungen oftmals mit einer Form von Frottage verbunden sind, ist es auch ein vergnügliche Reise in die eigene Vergangenheit, vor allem als Bestandteil von Altersspielszenen. Menschen mit besonders empfindlichem Genitalbereich bevorzugen manchmal das Reiben gegenüber traditionellem Sex, weil es eine indirekte Stimulation bietet, und kommen dabei sogar auch zum Orgasmus; Vibratoren können zum Stimulus beitragen.

Frottage mit Kleidung hat den Vorteil, dass die Übertragung von Geschlechtskrankheiten viel unwahrscheinlicher ist als beim Sex mit Penetration. Tragen Sie beim Trockensex keine scheuernde Kleidung, da sie unangenehm für die Haut ist.

Versuchen Sie Folgendes:

- Bei den ersten Solosex-Erfahrungen waren oft Gegenstände wie Duschkopf, Stofftier oder ähnliches mit im Spiel. Es kann Spaß machen, diese Empfindungen im Erwachsenenalter noch einmal zu erleben, vor allem, wenn Sie sich in Fantasien verlieren, wieder jung und unerfahren zu sein.

- Lassen Sie sich mit Ihrem Partner oder Ihrer Partnerin auf ein Sexspiel ein, bei dem sie sich bekleidet und ohne Penetration gegenseitig maximal Vergnügen bereiten. Frottage, Dirty Talk und Vibratoren - alles ist erlaubt. Vielleicht entdecken Sie erogene Zonen, von denen Sie noch gar nichts wussten.

- Inszenieren Sie ein Rollenspiel, bei dem Sie heiß gelaufene Teenager sind, die aber ihre Jungfräulichkeit noch nicht verlieren wollen. Wenn die Stimmung stimmt, kann das beiläufige Anschauen eines Films auf der Couch schnell zu tollem Trockensex führen!

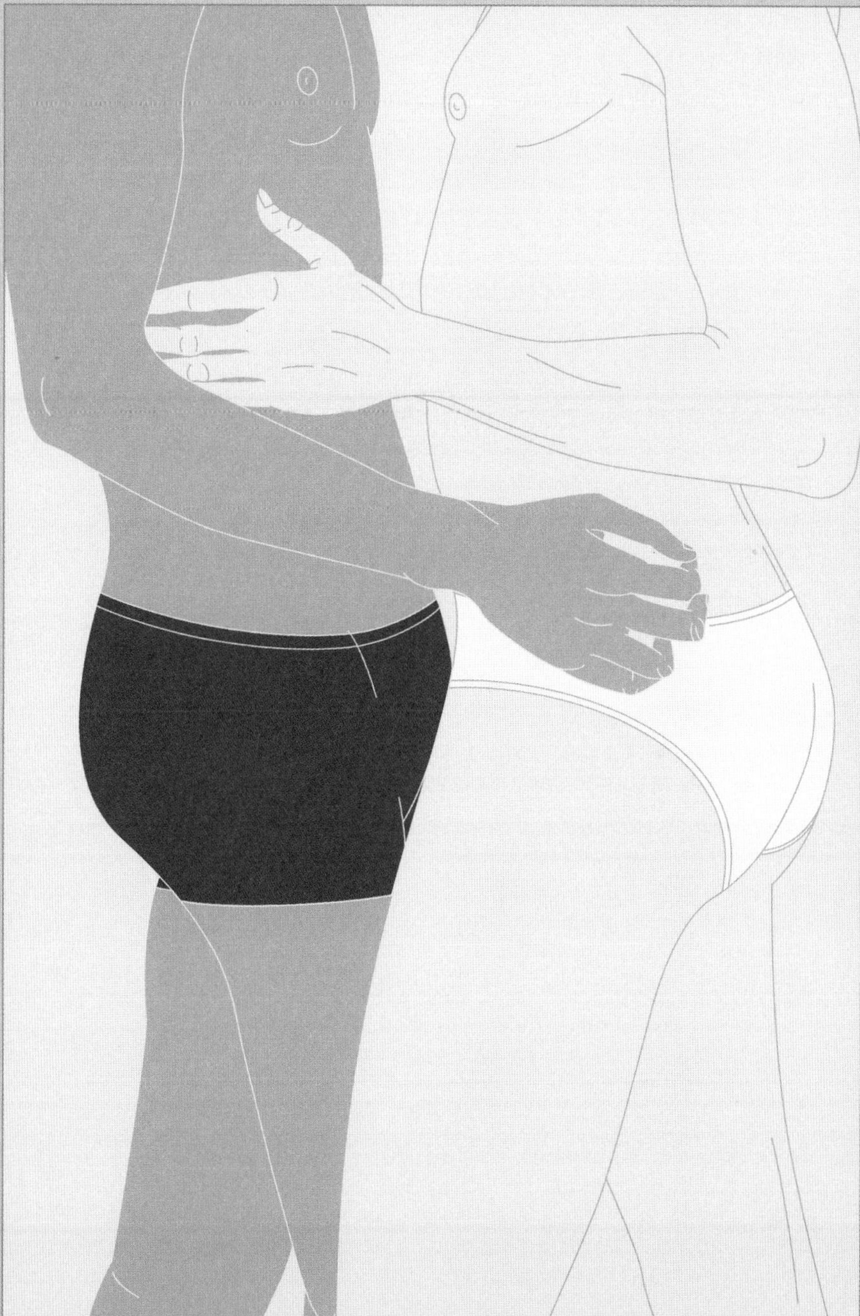

11. Slips

Slips können einen besonders starken sexuellen Reiz ausüben. Sie werden mit Weiblichkeit und Sex-Appeal assoziiert, sodass sich feminine Menschen sexy und verführerisch darin fühlen, bei eher maskulinen Menschen können sie geschlechtsinkongruente Gefühle oder Verlegenheit hervorrufen. Höschen werden per se fetischisiert – nicht nur wegen ihres Aussehens, sondern auch dadurch, wie sie sich anfühlen, riechen oder schmecken (insbesondere, wenn sie frisch getragen sind).

Es gibt viele Möglichkeiten, Slips in einer Spielszene zu verwenden. Sie können sie natürlich selber tragen oder eine andere Person dazu auffordern, sie zu tragen. Sie können sie aber auch als Knebel verwenden, daran schnuppern (lassen), sie verführerisch ausziehen oder sie der anderen Person vom Leib reißen oder aufschneiden. (Ruinieren Sie aber nie ohne Erlaubnis die Unterwäsche einer anderen Person.)

Von Männern und Menschen, die sich eher als Mann fühlen, werden Höschen oft als Teil einer Szene getragen, in der es um Erniedrigung und / oder Feminisierung geht. Das muss nicht unbedingt auch Ihr Bestreben sein, wenn Sie sie tragen (oder eine andere Person tragen lassen). Kleidung ist nicht auf ein bestimmtes Geschlecht festgelegt, und wenn ein Mann sich in einem Höschen wohl und sexuell erregt fühlt – nur zu!

Versuchen Sie Folgendes:

- Wenn Sie und Ihr Partner oder Ihre Partnerin das nächste Mal für längere Zeit getrennt sind, geben Sie ihm / ihr ein Stück kürzlich getragener Unterwäsche. Der Geruchssinn ruft Erinnerungen am intensivsten hervor.

- Spielen Sie beim Masturbieren mit einem Stück Unterwäsche, egal wie. Das funktioniert besonders gut mit einem seidig-weichen Stoff – oder, wenn Sie masochistischer veranlagt sind, mit einem Dessous aus etwas kratzender Spitze.

- Tragen Sie beim Sex ein Höschen. Sie können es bei Bedarf beiseiteschieben (oder einen Slip ouvert tragen), dürfen es aber nicht ausziehen! Egal, ob Sie dies als angenehm demütigend, geschlechtsbejahend oder einfach nur aufreizend finden, es erweitert Ihre sexuelle Erfahrung.

12. Erpressung

Erpressung ist eine Form der Nötigung, bei der Sie drohen, intime Informationen oder Bilder einer Person preiszugeben, wenn diese bestimmte Forderungen nicht erfüllt. Sie kennen das vielleicht aus Polit-Dramen und Spionagefilmen, aber es kann auch ein Plot für Rollenspiele mit sexuellem Hintergrund sein.

Erpressung übt viel psychologischen Druck auf eine Person aus, weshalb dieser Kink sowohl für Doms als auch für Subs attraktiv ist. Dazu gehört auch eine gehörige Portion Demütigung, da allein der *Gedanke*, dass Ihre Geheimnisse offenbart werden, ziemlich unangenehm sein kann. Wie bei allen emotional intensiven Kinks sollten Sie sich im Vorfeld gründlich absprechen und sich Zeit für eine schonende, aber stärkende Nachsorge nehmen.

Bei einer Erpressung im echten Leben geht es oft um die Veröffentlichung von Nacktfotos und sensiblen sexuellen Informationen. Lassen Sie Dritte aus dem Spiel und beschränken Sie sich auf die Teilnehmenden. Auch wenn diese Szenen nur gespielt sind, mag es Sie überraschen, wie intensiv die Emotionen und die Erregung dabei werden können.

Versuchen Sie Folgendes:

- Stellen Sie das typische Machtverhältnis zwischen einem Lehrer und einem Schüler in einem Rollenspiel auf den Kopf: Der Schüler informiert die Behörden über die Schäferstündchen des Lehrers, falls er nicht die gewünschten Noten vergibt. Auch ein Weg zu einer 1+.

- Schreiben Sie einen Brief, in dem Sie ein Geheimnis gestehen, das nicht nach außen dringen soll - egal ob wahr oder ausgedacht. Lassen Sie sich dann von Ihrem Partner oder Ihrer Partnerin sagen, was Sie zu tun haben (oral befriedigen, Füße massieren, drei Orgasmen verschaffen etc.), damit der Brief nicht an jemanden weitergeleitet wird, der nichts von dem Geheimnis erfahren darf.

- Sollten Sie oder Ihr Partner oder Ihre Partnerin auf die Idee kommen, tatsächlich Nacktfotos zu „veröffentlichen", dann nur solche, die weder ein Gesicht noch andere wiedererkennbare Details zeigen, und posten Sie sie irgendwo im Internet, wo unanständige Bilder akzeptiert werden. Sie müssen sie nicht einmal wirklich posten; drohen Sie einfach damit. Das dadurch hervorgerufene Gefühl kann genauso intensiv sein.

13. Objektifizierung

In der Vanillesex-Welt ist die sexuelle Objektifizierung die gemeine, verletzende Praxis, Menschen als Objekte sexueller Begierde zu behandeln, ohne Rücksicht auf ihre Persönlichkeit oder Würde. Durch Kink kann die Objektifizierung jedoch zu einer einvernehmlichen, erregenden Erfahrung sowohl für den „Objektifizierer" als auch für das Objekt der Begierde werden.

Eine Person zu versachlichen kann bedeuten, dass sie vorübergehend zu einem buchstäblich leblosen, praktisches Objekt wird (siehe Menschliche Möbel), dass sie sich wie ein Objekt aus einer Zeitschrift zurechtmacht, das betrachtet und bewundert werden kann, dass sie „gezwungen" wird, ihren Willen aufzugeben, um wie ein Sexspielzeug „benutzt" werden zu können (siehe Face-Fucking, Dollification), oder jede andere Methode, um den Körper einer Person zu entmenschlichen und zu benutzen.

Eine Objektifizierung kann Fans der erotischen Demütigung ansprechen, unabhängig davon, ob man lieber Dom oder Sub ist, insbesondere aber Unterwürfige, die sich gern herabgesetzt und „kleiner als der/die andere" fühlen. Man kann jemanden auch verdinglichen, indem man seinen Körper anbetet (siehe Pofetischismus, Genitalfetischismus), wobei die objektifizierende Person in der Szene die eigentliche unterwürfige sein kann.

Versuchen Sie Folgendes:

- Sie können sich selbst verdinglichen, indem Sie sich sexy zurechtmachen, was immer das für Sie bedeutet (Dessous, Schminke, enge Jeans, nackter Oberkörper, Suspensorium ...), und aufreizende Fotos von sich machen. Wenn Sie zusätzliche Bestätigung und/oder exhibitionistisches Prickeln wollen, könnten Sie die Bilder posten oder versenden.

- Um in Fahrt zu kommen, beschreiben Sie Ihrem Partner oder Ihrer Partnerin beim Sex in schmutzigen Worten, wie Sie ihn/sie wie ein Sexspielzeug „benutzen" wollen oder wie gut er/sie sich anfühlt. Manche mögen es auch, wenn man ihnen Befehle gibt oder sie bedrängt, etwas zu tun.

- Wenn Ihr Partner oder Ihre Partnerin bereit ist, sich verdinglichen zu lassen, könnten Sie ihn oder sie für eine Nacht zu Ihrem „Sexsklaven" zu machen. Wie sich solche Szenen am besten umsetzen lassen, finden Sie unter „Metakonsens".

14. Fußfetischismus

Füße sind der am häufigsten fetischisierte nicht geschlechtliche Körperteil – weshalb, ist nicht eindeutig geklärt. Eine Theorie besagt, dass es neurologische Interaktionen zwischen den benachbarten Gehirnregionen gibt, die Reizinformationen aus den Füßen und den Genitalien erhalten. Eine andere erklärt Fußfetischismus durch früheste, mit Füßen in Zusammenhang stehenden Wahrnehmungen.

Manche fetischisieren Geruch und Geschmack von Füßen. Andere empfinden es als erotisch demütigend, wenn jemand mit den Füßen auf einem herumtrampelt (siehe Trampling) oder sie gezwungen werden, an nackten Füßen zu schnüffeln oder sie abzulecken, besonders wenn die Füße lange in Schuhen gesteckt haben (siehe Schweiß). Das Küssen, Massieren und / oder die Bewunderung von Füßen ist auch eine traditionelle Form der Ehrerbietung, sodass Unterwürfige es mitunter genießen, diese Dinge für den Dominierenden zu tun, auch wenn sie selbst nicht besonders auf Füße stehen. Bei manchen Menschen geht es beim Fußfetisch weniger um das Aussehen oder die Sexualisierung von Schuhwerk (siehe Stiefelfetischismus, High Heels), sondern vielmehr darum, dass die Füße sehr berührungsempfindlich und deshalb sehr erogen sein können (siehe Kitzeln, Massage).

Versuchen Sie Folgendes:

- Gönnen Sie sich eine professionelle Pediküre, um das sinnliche Vergnügen der Fußpflege zu genießen. Ihre Füße sind danach nicht nur hübsch und weich, sondern auch Ihr Partner oder Ihre Partnerin hat daran Freude.

- Massieren Sie Ihrem Partner oder Ihrer Partnerin die Füße – als Teil des Vorspiels oder einfach nur, damit er/sie sich entspannt. Vielleicht entdecken Sie dabei ja ungeahnte erogene Stellen, auf die Sie sich dann konzentrieren können. Kokos- und Mandelöl machen die Füße geschmeidig.

- Unter Fußfetischisten ist der „Footjob" beliebt. Dabei streichelt oder kitzelt eine Person die Genitalien der anderen mit ihren Füßen, manchmal bis zum Orgasmus. Großzügig aufgetragenes Gleitmittel macht das Ganze noch sinnlicher.

15. Halsbänder

Ob als Metallkette, aus Leder oder einem einfachen Stück Schnur: Halsbänder sind ein wichtiges BDSM-Accessoire. Während es für die einen eher optische Reize hat, erfüllt es bei anderen ganz praktische Zwecke beim Sexspiel: An Halsbänder lassen sich Ketten binden, um einen / eine Sub zu fesseln oder herumzuführen. Im Großen und Ganzen sind Halsbänder in der Szene ein Symbol für eine besondere Bindung zu einer Macht ausübenden anderen Person. Es gibt sogar Kinkster, die „collaring ceremonies" abhalten, um diesen emotionalen Moment zu feiern, zu dem sie Freunde und vielleicht sogar die Familie einladen, ähnlich dem Austausch von Eheringen in der Vanillewelt.

Wenn Sie und Ihr Partner oder Ihre Partnerin in Ihrer Beziehung mit dem Austausch von Machtsymbolen experimentieren, bietet ein Halsband – ob ständig, an bestimmten Tagen oder nur

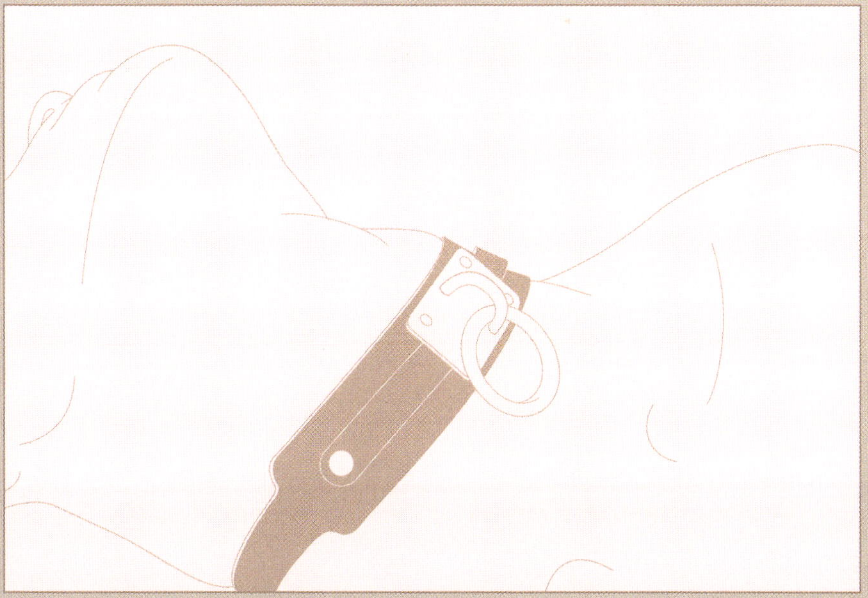

beim Kink getragen – eine konkrete Möglichkeit, das Machtgefüge zu veranschaulichen und daran zu erinnern. Vielen gibt es ein Gefühl der Sicherheit und Verbundenheit.

Halsbänder und dergleichen sind nicht nur etwas für Subs. Doms tragen sie als Symbole ihrer Macht, zum Beispiel ein Lederarmband oder eine Halskette mit dem Schlüssel zum Halsband ihres / ihrer Sub als Anhänger.

Versuchen Sie Folgendes:

- Tragen Sie beim Solosex ein Halsband und fantasieren Sie über die vielen Gründe, weshalb sie es tragen sollen oder müssen.

- Wählen Sie ein Schmuckstück wie eine Halskette oder ein Halsband, das Sie oder Ihr / Ihre Sub immer wieder tragen, um Sie symbolisch an Ihr D/s-Verhältnis zu erinnern.

- Besorgen Sie sich ein breites Halsband aus Leder oder Kunststoff zum Spielen und tragen Sie (oder die andere Person) es beim Sex, wobei Sie (oder die andere Person) immer wieder sanft daran ziehen, um den Akt noch erotischer zu gestalten.

16. Rollenspiele

Haben Sie einen Hang zum Dramatischen? Dann sind Rollenspiele vielleicht Ihr Ding, bei denen es darum geht, einfach aus Spaß beim Sex so zu tun, als wäre man jemand anderes.

Die Szenarien für Rollenspiele reichen von eher harmlos und klischeehaft (Professor / Studentin, Ärztin / Patient, Chef / Sekretärin) bis hin zu ungewöhnlich und tabu (Eltern / Kind, Entführer / Opfer, Gefängniswärter / Gefangene). Einen Charakter darzustellen, besonders wenn er sich deutlich vom eigenen unterscheidet, kann befreiend und enthemmend sein.

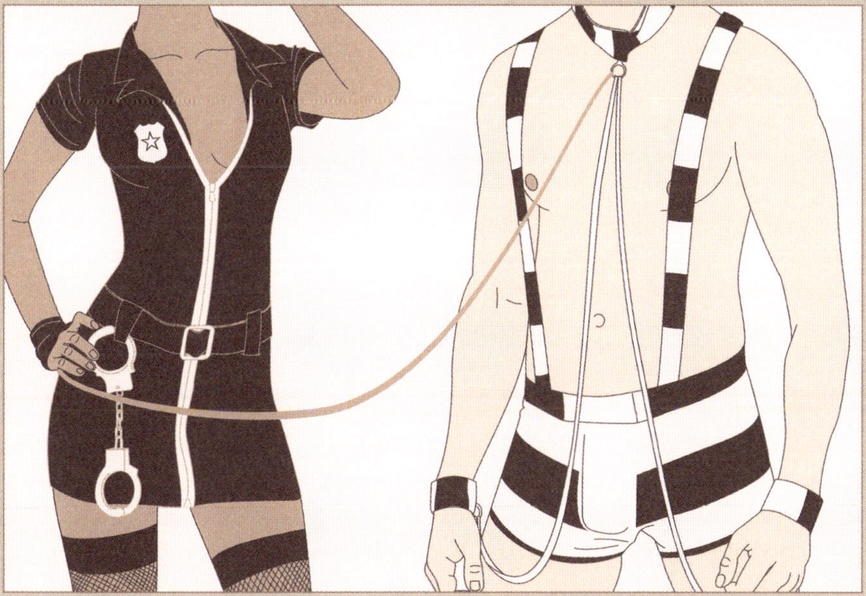

Eine Rollenspiel kann spontan und ohne große Vorbereitung stattfinden oder aber aufwendig mit Kostümen und Hintergrundgeschichte inszeniert werden. Wenn es Ihnen schwerfällt, einen völlig kontroversen Charakter darzustellen, ist es vielleicht einfacher, jemanden zu spielen, der Ihnen ähnlich ist. Es ist völlig in Ordnung, albern zu agieren, auszusehen und sich anzuhören; das Stöhnen beim Sex und die verzerrte Mimik beim Orgasmus sind auch irgendwie albern, aber dem Partner gefällt es trotzdem.

Versuchen Sie Folgendes:

- Lesen Sie ein Buch über Improvisationskomik oder besuchen Sie einen entsprechenden Kurs, denn die Prinzipien dieser Kunstform lassen sich weitgehend auch auf sexy Rollenspiele übertragen. Lernen Sie zumindest die Improvisationsregel des „Ja, und ...". Damit akzeptieren Sie das, was Ihr Partner oder Ihre Partnerin sagt, als Wahrheit und fügen eigene, neue Informationen hinzu. Rollenspiele beim Sex funktionieren am besten, wenn Sie sie Szene für Szene gestalten, genau wie beim Improtheater.

- Treffen Sie sich als Paar in einer Bar oder einem Restaurant, und tun Sie beide so, als hätten Sie Ihr erstes Date. Sie können in eine Rolle schlüpfen oder einfach Sie selbst sein. Vielleicht erleben Sie dabei das aufregende Gefühl zu Beginn einer Beziehung wieder.

- Suchen Sie sich ein Szenario für ein erregendes Rollenspiel aus und sprechen mit Ihrem Partner oder Ihrer Partnerin darüber. Wollen Sie bestraft, verwöhnt, angebetet oder zur Schnecke gemacht werden? Suchen Sie sich Kostüme und einen geeigneten Ort aus, um besser in die Szene eintauchen zu können.

17. Vibratoren

Vibratoren wurden im 19. Jahrhundert zur Behandlung von Schmerzen, Nervenleiden und anderen Beschwerden entwickelt. Nach wie vor kursiert aber auch das Märchen, der Vibrator sei von englischen Ärzten zur besseren Genitalmassage entwickelt worden, um Patientinnen, die an „Hysterie“ leiden, zu behandeln. Immerhin lässt sich dieses Märchen gut in einem Rollenspiel nachspielen, wenn es Sie antörnt!

Vibratoren sind für nahezu jede erogene Zone geeignet, werden aber am häufigsten zur Stimulation der Klitoris verwendet. Einige Varianten – wie G-Punkt-Vibratoren und vibrierende Butt-Plugs – sind für spezielle Körperregionen konzipiert.

Der Vibrator ist sowohl beim Solo- als auch beim Partnersex ein nützliches Hilfsmittel. Ein an den Genitalien einer anderen Person eingesetzter Vibrator eignet sich gut für Szenen mit dominanten / unterwürfigen Rollen, aber auch für Spiele, bei denen ein

Orgasmus erzwungen wird („Vibratorfolter"). Einige Vibratoren lassen sich über Bluetooth oder eine App steuern, sodass sie sich auch für Distanzsex oder Spiele im öffentlichen Raum eignen.

Versuchen Sie Folgendes:

- Lesen Sie gemeinsam mit einem Partner oder einer Partnerin Onlinebewertungen über Sextoys, um sich für ein bestimmtes zu entscheiden. Empfehlenswert sind Toys aus körperverträglichen Materialien (meist Silikon oder Hartplastik) und leise Motoren und mehrere Geschwindigkeiten und Einstellungen.

- Eine Person kann die andere mit Handschellen fesseln und mit einem Vibrator befriedigen. Dies kann eine heftige erzwungene Orgasmusszene (siehe Orgasmuskontrolle), ein Akt liebevoller Zuwendung oder etwas dazwischen sein.

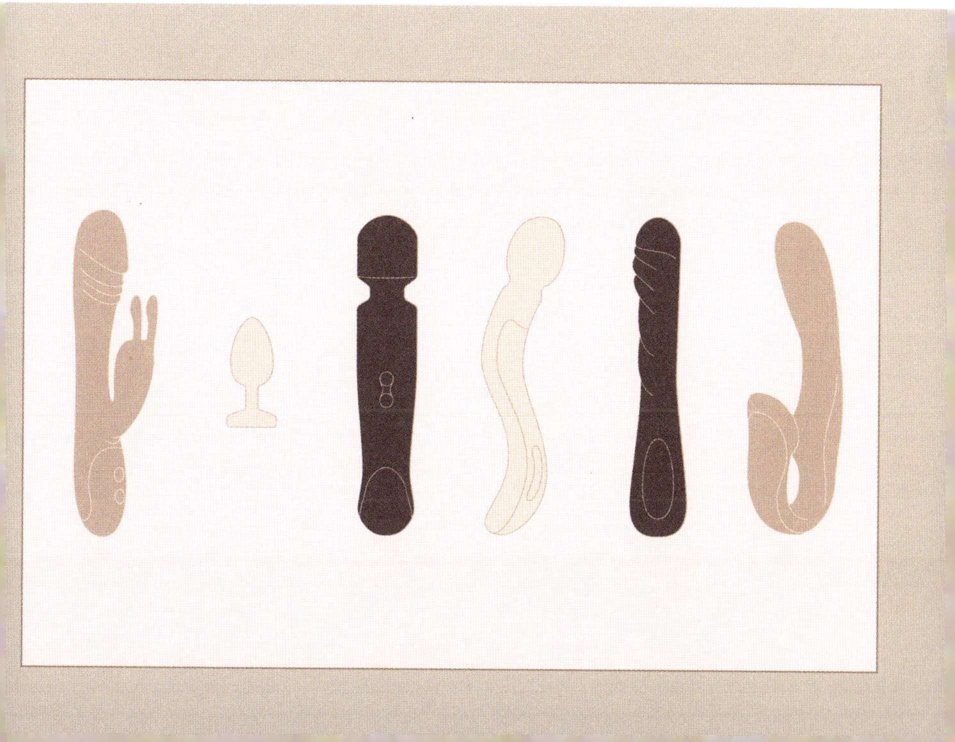

- Setzen Sie einen Vibrator bei sich selbst ein, während Sie Ihren Partner oder Ihre Partnerin mit Oralsex verwöhnen. Mit etwas Übung können Sie so beide gleichzeitig zum Höhepunkt kommen.

18. Wassersport

Nein, hier geht es nicht um Wasserski oder Schnorcheln – in der Kink-Welt bezieht sich der Begriff „Wassersport" auf die Erotisierung von Urin und/oder Urinieren. Wenn Sie sich vor Pipi ekeln, ist das nichts für Sie – oder eben doch: Für manche Menschen sind das Tabu und der Ekelfaktor genau das, was sie an solchen Aktivitäten anmacht. Für andere sind tiefe Intimität und Verbundenheit die Motivation zu „Pipi-Spielen". Selten pinkeln wir vor anderen Personen, geschweige denn *auf* andere. Wenn Sie also diese sehr privaten Momente mit einer anderen Person teilen, kann Wassersport Ihre Beziehung vertiefen und eine überraschend emotionale Erfahrung sein.

Für manche Menschen besteht der Kick von Wassersport darin, längere Zeit einhalten zu müssen. Das ist aus gesundheitlicher Sicht nicht immer eine gute Idee – es erhöht das Risiko einer Harnwegsinfektion –, aber der innere Druck auf Ihre Genitalien kann sich gut anfühlen und Sie sogar erregen. Wissen sollten Sie, dass das Trinken großer Urinmengen ungesund sein kann, ebenso wie das Trinken von Urin einer Person mit Harnwegsinfektion.

Versuchen Sie Folgendes:

- Probieren Sie Ihren eigenen Urin und bilden Sie sich eine Meinung darüber. Es ist wahrscheinlich nicht so eklig, wie Sie glauben.

- Versuchen Sie zu masturbieren, wenn Sie eine volle Blase haben oder beim Urinlassen. Achten Sie darauf, ob es erotische Gefühle auslöst oder auslösen könnte.

- Bitten Sie Ihren Partner oder Ihre Partnerin, sich in die Bade- oder Duschwanne zu legen, damit Sie sich auf ihn/sie setzen und pinkeln können (oder in umgekehrten Rollen). Dann können Sie zusammen duschen und sind sauber für das, was danach kommt.

....

19. Altersspiele

Altersspiele sind eine Unterart von Rollenspielen, bei denen die Mitwirkenden vorgeben, ein deutlich anderes Alter zu haben. Bekannte Szenarien sind zum Beispiel Lehrer/Schülerin oder Elternteil/Kind. Sie könnten so tun, als wären Sie ein junges Teenagerpaar, das zusammen seine Jungfräulichkeit verliert, ein Schultyrann und sein Opfer, der Streber, oder sogar ein älteres Paar, das seine goldene Hochzeit feiert.

Es kann erleichternd sein, die Verantwortlichkeiten des Erwachsenenlebens aufzugeben und mental zu den einfachen Freuden der Kindheit zurückzukehren. Auf der anderen Seite finden einige Kinkster, dass die Rolle der sorgenden Person oder des/der Vorgesetzten ihnen hilft, sich verantwortungsbewusster zu fühlen und das Heft in der Hand zu haben.

Um eines klarzustellen: Nichts davon hat etwas mit Pädophilie zu tun. Bei Altersspielen geben einvernehmlich handelnde *Erwachsene* vor, unterschiedlich alt zu sein. Viele begeistern sich beispielsweise für die tabuisierte, mitunter aber sehr inspirierende Dynamik von Inzest-Rollenspielen. Es gibt einen Grund, warum „Stiefmutter", „Mutter" und „Stiefschwester" seit Jahren zu den häufigsten Suchbegriffen auf PornHub gehören. Es gibt aber auch Menschen, insbesondere wenn sie Missbrauch oder Traumata in der Familie erlebt haben, die diese Rollenspiele als verstörend empfinden oder einen Flashback erleiden. Wie bei allen Praktiken in diesem Buch sollten Sie bei Altersspielen nie Druck auf eine andere Person ausüben, wenn er oder sie es nicht will.

Die Person, die einen jüngeren Charakter spielt, nimmt oft, aber nicht immer eine unterwürfige Rolle ein, denn auch junge

Charaktere können dominant sein und Ältere nach ihrer Pfeife tanzen lassen. Und natürlich gibt es auch Szenen, in denen es überhaupt kein Machtgefälle gibt: Teenager, die auf einer Party knutschen, haben einfach nur Spaß.

Versuchen Sie Folgendes:

- Wenn Ihr Partner oder Ihre Partnerin damit einverstanden ist, geben Sie ihm/ihr beim Sex einen Spitznamen wie „Papa", „Mama", „Mädchen" oder „Kleine(r)" - und sehen, ob es gut ankommt.

- Besorgen Sie sich ein Kleidungsstück, das Ihnen das Gefühl gibt, ein anderes Alter zu haben, zum Beispiel ein Röckchen, eine Latzhose oder ein einteiliger rosa Schlafanzug. Tragen Sie das Teil beim Sex oder beim Date (falls angemessen) und achten Sie darauf, wie es Ihr Verhalten verändert.

- Versetzen Sie sich in den „Littlespace" - die erotische Parallelwelt, in der Sie Ihr jüngeres Ich erleben können, indem Sie mit einem Plüschtier kuscheln, sich Zeichentrickfilme anschauen oder in einem Kindermalbuch malen. Diese schlichte Gemütsverfassung muss nicht sexuell konnotiert sein.

20. Erotische Laktation

Der Muttermilchfetisch (Laktophilie) meint das sexuelle Vergnügen, Milch aus den Brüsten einer anderen Person zu trinken oder die eigene Milch jemand anderem anzubieten. Es gilt als Tabuthema, da das Stillen mit Mutterschaft und Säuglingen in Verbindung steht, was es für einige Kinkster umso aufregender macht. Da Brüste jedoch eine erogene Zone sind und eine sexuelle Erregung den Milchfluss bei Stillenden auslösen kann, muss erotisches Stillen keine inzestuösen Konnotationen haben.

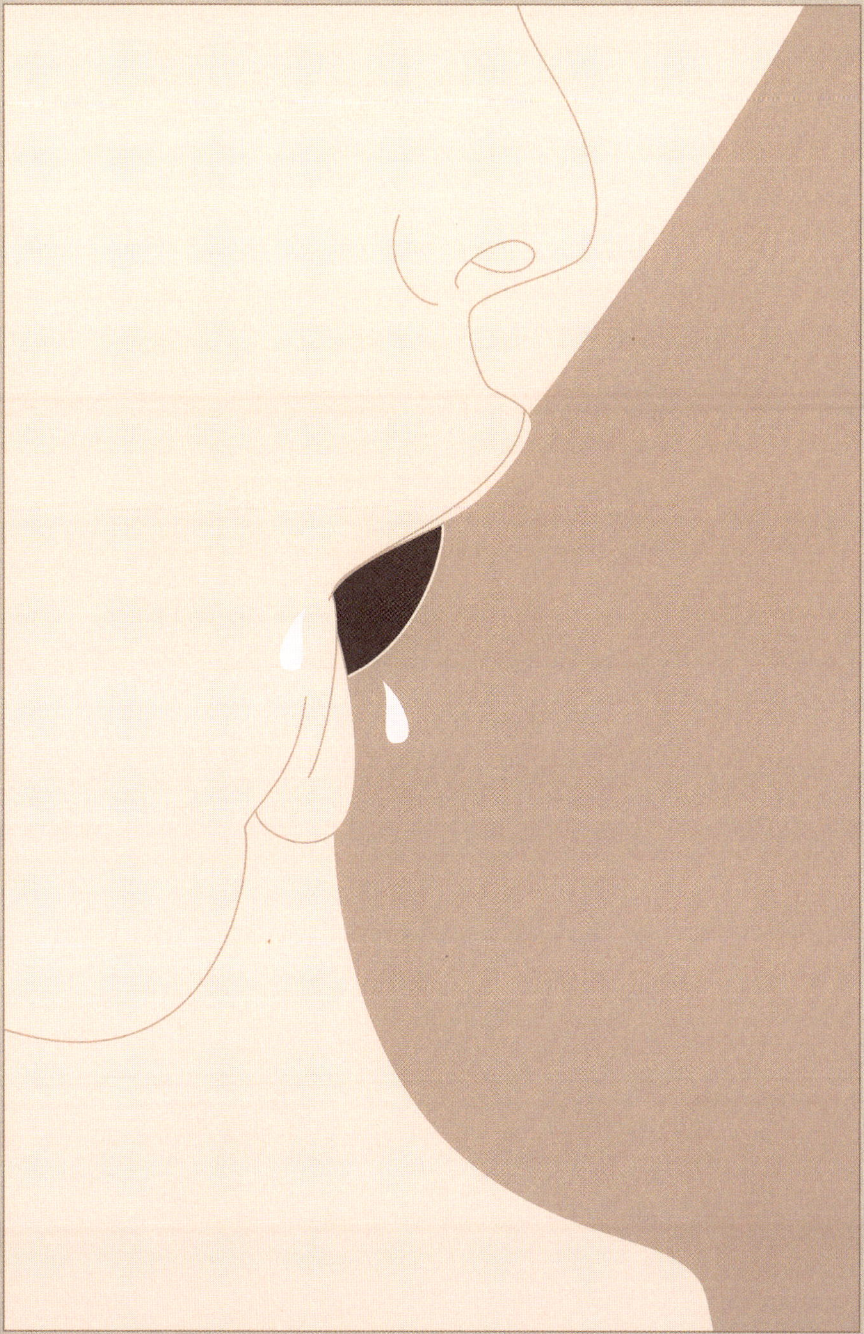

Die Laktation kann fantasievoll in Kink-Begegnungen eingebunden werden. Zum Beispiel könnte eine unterwürfige stillende Person als Teil einer Entmenschlichungs- und Demütigungsfantasie „zwangsgemolken“ werden, oder eine dominante stillende Person bietet ihrem / ihrer Sub Milch als Belohnung für die Erledigung einer Aufgabe an.

Durch den Bevormundungscharakter eignet sich dieser Akt auch gut für Rollenspiele, in denen die nährende Mutter ihr Kind tröstlich stillt. Da Muttermilch Oxytocin enthält, ein Hormon, das soziale Bindungen fördert, kann Laktation ein besonders emotional verbindender Kink-Akt für Paare sein.

Laktation kann, unabhängig von einer Schwangerschaft, durch langes Saugen, Massieren der Brüste oder manchmal auch durch Nahrungsergänzungsmittel oder Medikamente ausgelöst werden. Das Trinken von Körperflüssigkeiten einer anderen Person ist sehr intim, und dieses „Stillen“ ist keine Ausnahme. Allerdings kann über die Muttermilch auch HIV übertragen werden, weshalb Sie vor dem Spielen den STI-Status der anderen Person (und Ihren eigenen) prüfen lassen sollten.

Versuchen Sie Folgendes:

- Keine der beiden Personen muss *wirklich* Milchfluss haben, um eine Stillszene zu genießen. Saugt eine Person zärtlich an den Brustwarzen der anderen, kann das für beide angenehm und vergnüglich sein, ob Sie nun ein Rollenspiel inszenieren oder nicht.

- Sollte jedoch eine Person tatsächlich stillen … Wir haben alle schon Facials in Pornos gesehen, bei denen jemand über das Gesicht des / der anderen ejakuliert und eine große sexy Schweinerei anrichtet. Das Gleiche können Sie auch mit Muttermilch machen.

- Führen Sie ein „wissenschaftliches Experiment“ durch, um festzustellen, ob sexuelle Erregung die Produktion von Muttermilch ankurbelt.

21. Service

Beliebte BDSM-Darstellungen zeigen häufig eine unterwürfige Person, die ihren / ihre Dom zufriedenstellt, indem sie starke Empfindungen erlebt, sowohl angenehme als auch schmerzhafte. Einige Kinkster mögen es auch, ihre Partner oder Partnerinnen zu beglücken, indem sie einen Service anbieten. In der Kink-Welt sind damit oft häusliche Dienste wie Kochen und Putzen gemeint, aber es kann alles umfassen, was das Leben Ihres Partners oder Ihrer Partnerin schöner macht: Chauffieren, Kaffee ans Bett bringen, einen Orgasmus herbeiführen.

Serviceorientierte Kinkster finden großen Gefallen daran, die Bedürfnisse ihres Partners oder ihrer Partnerin zu befriedigen, manchmal bevor diese Bedürfnisse überhaupt artikuliert werden. Serviceleistungen sind für manche Menschen der Ausdruck von Liebe und Zuneigung, und Kink bietet dafür ein Forum. Das Gefühl, kontrolliert oder besessen zu werden, ist ebenfalls ein häufiger Grund, warum manche Unterwürfige gern bestimmte Dienste leisten. Sich als Magd oder Butler zu verkleiden, kann das Gefühl der Unterwürfigkeit verstärken, ebenso wie Nacktheit.

Nicht immer leistet eine devote Person einen Service. Manche Doms kümmern sich um ihre Subs, indem sie sie zum Beispiel zu etwas motivieren (siehe Disziplinierung) oder ihren Stress durch Schmerz abzubauen (siehe Masochismus).

Versuchen Sie Folgendes:

- Wenn Ihr Partner oder Ihre Partnerin das nächste Mal gestresst oder traurig ist oder nicht schlafen kann, bieten Sie ihm oder ihr an, sie zum Orgasmus zu bringen, und zwar auf eine Art, von der Sie wissen, dass sie bei ihm/ihr funktioniert.

- Lernen Sie, das Lieblingsgetränk der anderen Person so zuzubereiten, wie sie es mag, und servieren Sie es regelmäßig, wann sie es am liebsten hat. Je nach D/s-Status werden Sie dafür von Ihrem Partner oder Ihrer Partnerin angemessen belohnt.

- Erstellen Sie mit Ihrem Partner oder Ihrer Partnerin eine Liste mit Aufgaben, die regelmäßig erledigt werden müssen (Geschirr spülen, Müll rausbringen usw.), und eine weitere Liste mit entsprechenden Belohnungen (etwa eine romantische Nacht oder ein Orgasmus). Das kann sehr motivieren.

22. Gender-Play

In den vergangenen Jahren hat sich der Begriff „Gender" als die Bezeichnung des sozialen Geschlechts und dessen Rolle etabliert. Aber in der Kink-Welt können Rollenspiele auch so inszeniert werden, dass man statt des eigenen ein anderes Geschlecht verkörpert, Make-up oder Kleidungsstücke trägt, die auf ein anderes Geschlecht hindeuten und/oder Merkmale des eigenen Geschlechts aus rein sexuellem Vergnügen betont.

Verschiedene Darstellungsformen eines Geschlechts können dazu führen, dass Sie sich etwa angetörnt, mächtig, unübersehbar oder unterwürfig fühlen. Diese Facetten dienen dazu, neue Seiten an sich zu entdecken, auch außerhalb des Schlafzimmers. Zwangsfeminisierung und Sissifizierung sind zwei beliebte Varianten des Gender-Play, bei denen es darum geht, normalerweise eine männliche Person in sehr feminine Klamotten zu stecken, um sie einvernehmlich zu demütigen. Denken Sie jedoch daran, dass Weiblichkeit nicht per se Schwäche bedeutet. Sie müssen in Ihren Spielszenen keine Geschlechterstereotypen heraufbeschwören, wenn es Sie nicht anmacht.

Verschiedene Accessoires sind nützlich beim Gender-Play, darunter gepolsterte BHs, Umschnalldildos, Klebeschnurrbärte und Lippenstift. Es geht jedoch nicht immer um Fummel oder Kostümierung; man kann eine aufkeimende Geschlechtsidentität zu erkunden, bevor man sie öffentlich macht. Viele transsexuelle und nichtbinäre Menschen „probieren" neue Formen der Geschlechtsdarstellung zunächst beim Sex aus. Ein emotional sicheres Umfeld ist dafür sehr hilfreich.

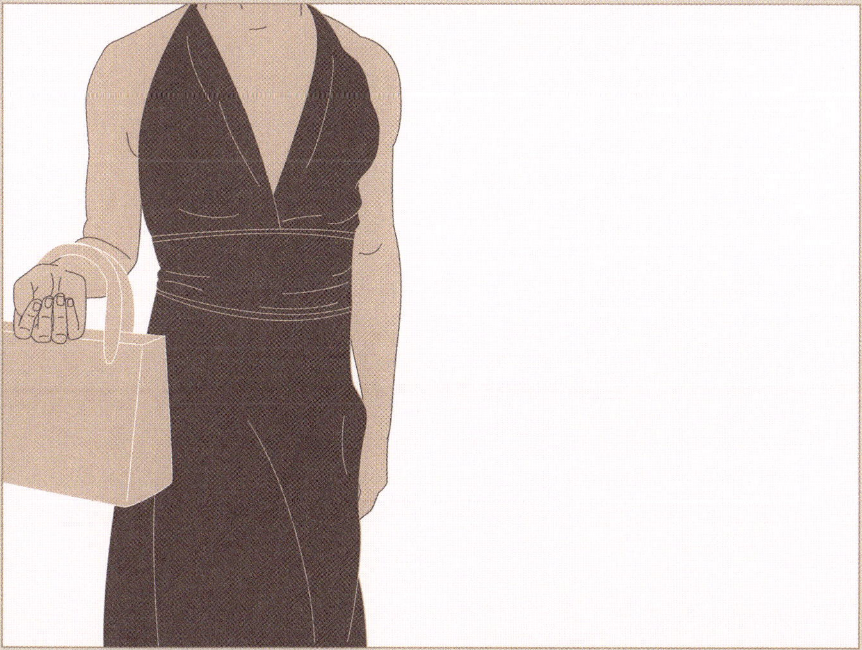

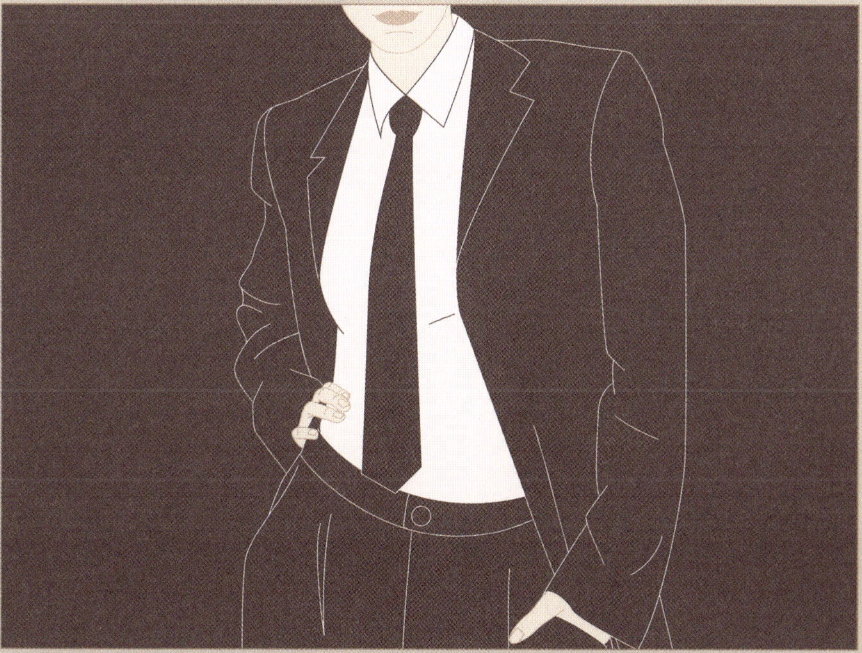

Versuchen Sie Folgendes:

- Leihen oder kaufen Sie sich Kleidungsstücke, Accessoires oder Kosmetik, die traditionell mit einem anderen Geschlecht als Ihrem eigenen verbunden werden, und tragen Sie sie in der Öffentlichkeit, entweder allein oder bei einem Date. Achten Sie darauf, wie Sie sich dabei fühlen und ob die Leute anders auf Sie reagieren.

- Sprechen Sie mit Ihrem Partner oder Ihrer Partnerin darüber, wenn Sie es scharf finden, mit Bezeichnungen des anderen Geschlechts angesprochen zu werden. Es hat etwas köstlich Subversives, wenn Sie zum Beispiel eine Frau „Papa" nennen oder einen Mann als „Mausezahn" bezeichnen.

- Inszenieren Sie ein traditionelles Rollenspiel, in dem zum Beispiel ein Lehrer einen Schüler bestraft oder ein Arzt einen Patienten untersucht, wobei mindestens einer von Ihnen eine Figur spielt, die nicht Ihrem Geschlecht entspricht.

23. Strap-on Sex

Ein Strap-on ist ein zweiteiliges Accessoire, das aus einem mehr oder weniger penisartigen Dildo und einem Gurt besteht, mit dem der Dildo am Körper festgeschnallt werden kann. In der Kink-Welt sind Umschnalldildos mit Dominanz und Demütigung verbunden, da es der Person, die damit in den Körper einer anderen eindringt, viel Macht verleiht. Mit Strap-ons lässt sich auch das Geschlecht erforschen und damit spielen.

Die beiden wohl bekanntesten Verwendungszwecke von Umschnalldildos sind Lesbensex und „Pegging". Letzteres ist ein ursprünglich vom Sexberater und Kolumnisten Dan Savage geprägter Begriff, mit dem eine Frau beschrieben wird, die einen

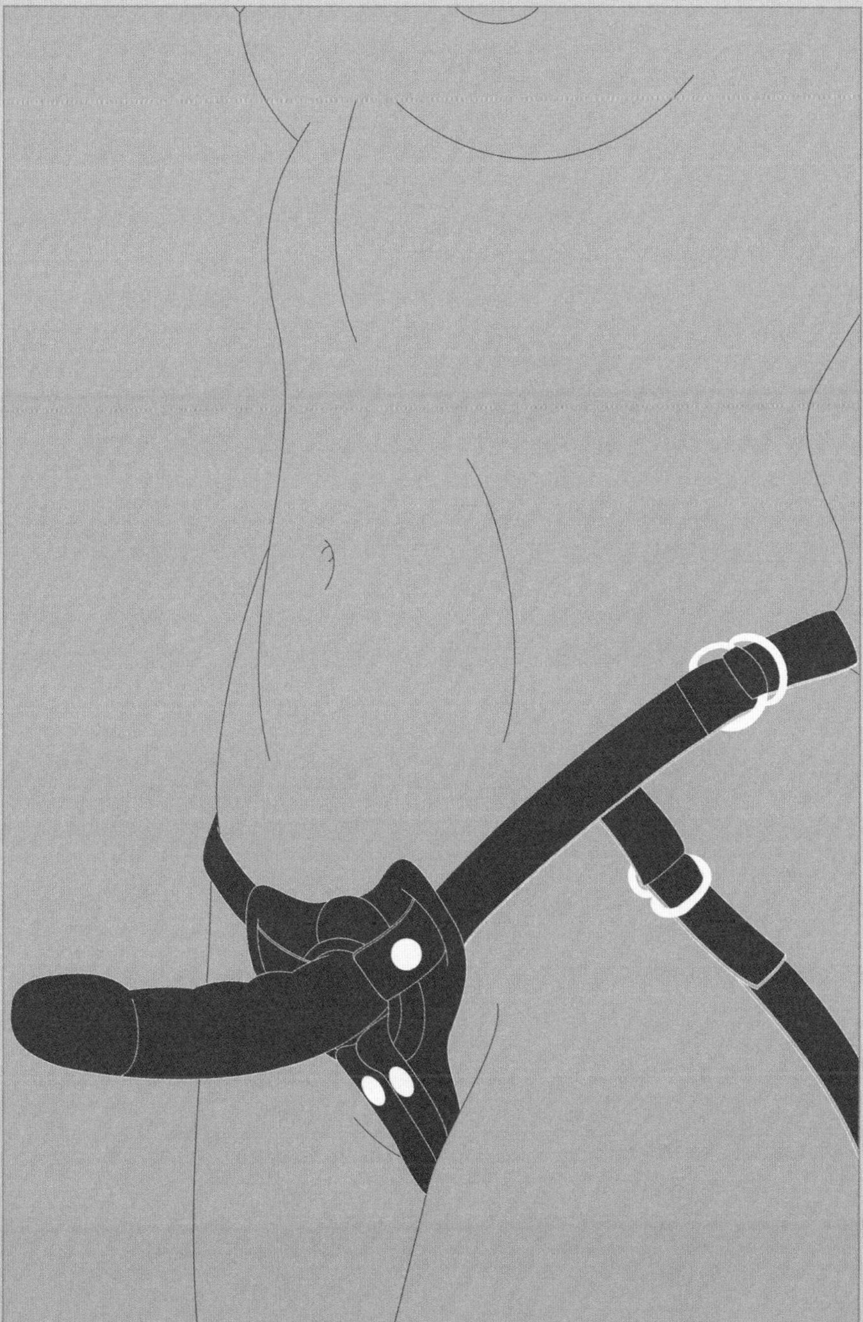

Mann mit einem Strap-on anal penetriert. Allerdings geriet der Begriff in den vergangenen Jahren in die Kritik, weil er nicht-heterosexuelle, transsexuelle und nichtbinäre Menschen nicht berücksichtigt. Schließlich ist die Technik dieselbe, egal von wem der Umschnalldildo getragen wird. Im Übrigen können auch Menschen, die einen Penis haben, einen Umschnalldildo tragen. Dehnbare, Slip-ähnliche Halterungen haben tendenziell einen besseren Tragekomfort als herkömmliche Gurte. Eine Alternative ist ein hohler Umschnalldildo, der auch ein guter Behelf bei Erektionsproblemen oder vorzeitiger Ejakulation ist.

Versuchen Sie Folgendes:

- Kaufen Sie gemeinsam mit Ihrem Partner oder Ihrer Partnerin einen Dildo und einen Gurt. Der Gurt sollte fest, aber bequem sitzen (in vielen Sexshops können Sie ihn über Ihrer Unterwäsche anprobieren) und idealerweise einen abnehmbaren O-Ring haben (den normalerweise dehnbaren Ring, der den Dildo an der Basis hält), sodass Sie ihn wechseln und je nach Lust und Laune unterschiedlich große Dildos verwenden können. Wählen Sie gemeinsam einen Dildo aus, der sich gut anfühlt und Ihnen beiden gefällt. Vergessen Sie das Gleitmittel nicht.

- Ein einfacher Einstieg ist, einem Umschnalldildo einen Blowjob zu geben. Es macht Sie beide mit dem Spielzeug vertraut und ist zudem ein erotischer Anblick. Stecken Sie einen kleinen Vibrator in die Basis des Dildos, um diese Art von Blowjob für den Empfänger besonders stimulierend zu machen.

- Wenn Sie zum ersten Mal jemanden mit einem Umschnalldildo penetrieren, gehen Sie behutsam vor, verwenden Sie viel Gleitmittel und achten Sie gut auf Ihren Partner bzw. Ihre Partnerin. Sie können mit Ihrem künstlichen Glied ja nicht viel erspüren, also ist Vorsicht geboten. Ist er erst einmal gut eingeführt, können Sie einen Zacken zulegen.

24. Doktorspiele

Bitte den Mund weit aufmachen und „A“ sagen! Bei Doktorspielen kommen neben den üblichen Rollen auch medizinische Instrumente und Verfahren für kinky Zwecke hinzu.

Beziehungen (z. B. Arzt / Krankenschwester, Ärztin / Patient) können Machtgefälle, Tabus, körperliches Eindringen, Verletzlichkeiten und sogar Demütigungen beinhalten. Diese Verhältnisse eignen sich hervorragend für außergewöhnliche Sexrollenspiele. Manche genießen den Kontrast zwischen dem sachlichen, klinischen Auftreten eines Arztes und den unzüchtigen Spielchen.

Jemand, der schlechte Erfahrungen mit Ärzten gemacht hat, möchte sich vielleicht nicht auf dieses Sexspiel einlassen. Andere finden es aber großartig, eine Situation zu erotisieren und zu kontrollieren, in der sie sich zuvor machtlos fühlten.

Versuchen Sie Folgendes:

- Informieren Sie sich, wie Sie eine Selbstuntersuchung Ihrer Brüste, Hoden oder anderer erotischer Körperteile durchführen können, eventuell mit Latex- oder Nitrilhandschuhen, um das Ganze authentischer wirken zu lassen. Stellen Sie sich vor, eine attraktive Ärztin oder ein schnuckeliger Pfleger würde Sie untersuchen. Beeinflusst dies in irgendeiner Form Ihre Erregung? Die Untersuchung auf Knötchen und andere Gewebeveränderungen ist sowieso eine gute Sache, die man regelmäßig durchführen sollte.

- Besorgen Sie sich ein medizinisches Instrument, etwa ein Stethoskop, ein Spekulum oder eine Analdusche (siehe Einläufe), und sprechen mit Ihrem Partner oder Ihrer Partnerin über einen möglichen Einsatz. Sind Sie eine brave Hausfrau, die sich einem Check-up unterzieht, ein perverser Arzt mit Hintergedanken, eine nymphomanische Krankenschwester, die es auf hilflose Patienten abgesehen hat?

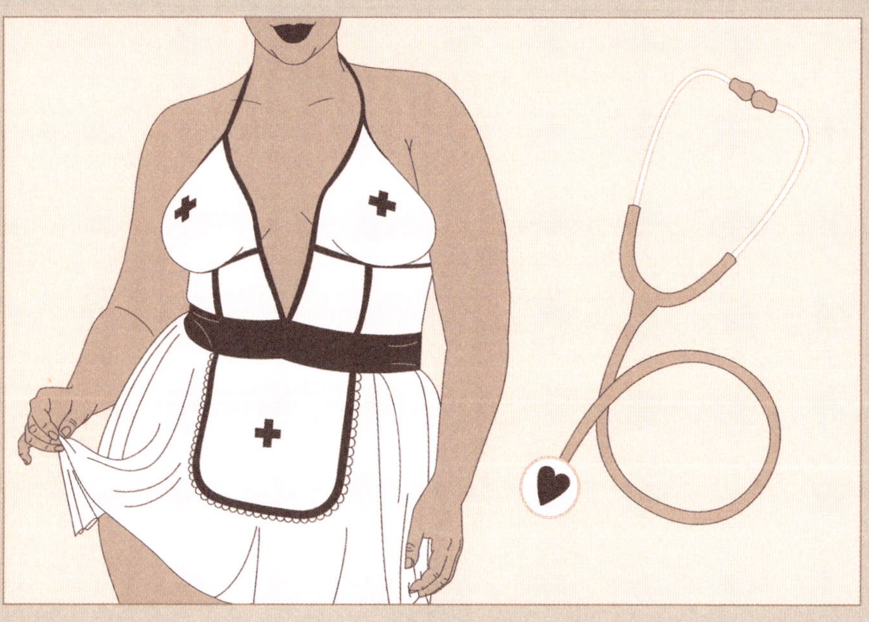

- Informieren Sie sich über „weibliche Hysterie", eine „Modekrankheit" im viktorianischen England, die angeblich behandelt wurde, indem die Ärzte ihre Patientinnen bis zum Orgasmus sexuell stimulierten. Kein schlechtes Drehbuch!

25. Nacktheit

Für viele ist Nacktheit ein antörnender und für Sex auch notwendiger Bestandteil, doch sie kann auch ein Kink an sich sein. Jemanden aufzufordern, sich auszuziehen bzw. nackt zu bleiben, mag aufregend peinlich sein (siehe Demütigung), insbesondere wenn der oder die Dom bekleidet bleibt. Nacktheit kann für die nackte Person ein exhibitionistisches und für die betrachtende Person ein voyeuristisches Vergnügen sein. Szenen mit menschlichen Möbeln oder anderen Spielarten der Objektifizierung sind durch einen nackten Körper besonders erotisch-erniedrigend.

Auch wenn die nackte Person in einer Szene oft die bzw. der Sub ist, lässt sich auch die dominante Rolle nackt spielen, zum Beispiel in einem Rollenspiel, bei dem ein Flitzer oder Exhibitionist eine unbeteiligte Person in Verlegenheit bringt oder ein nacktes Aktmodell demonstrativ mit einem schüchternen Kunststudenten flirtet. Die Gefühlslage kann bei Nacktheit von völlig ausgeliefert bis zu total mächtig reichen. Stellen Sie sicher, dass Sie sich niemandem nackt zeigen, der dem nicht zugestimmt hat.

Versuchen Sie Folgendes:

- Masturbieren Sie nackt vor dem größten Spiegel, den Sie besitzen. Sich selbst dabei zu beobachten, kann Sie wahlweise anmachen, Ihnen unangenehm sein oder beides. Einfach mal ausprobieren.

- Statt mit Ihrem Partner oder Ihrer Partnerin zu Hause abzuhängen, erledigen Sie zusammen ein paar Hausarbeiten wie Aufräumen, und zwar nackt. Beobachten Sie, wie lange es dauert, bis Ihr Partner oder Ihre Partnerin auf andere Gedanken kommt.

- Haben Sie Sex, während Ihr Partner oder Ihre Partnerin ein schickes Outfit trägt, zum Beispiel einen Anzug oder ein Kostüm, und Sie ganz nackt sind (oder andersherum). Beobachten Sie, wie Sie sich dabei fühlen und ob sich dadurch die Machtverhältnisse verschieben.

26. Psychisches Bondage

Die Bewegungsfreiheit einer Person lässt sich auch durch Worte und Gedankenmanipulation einschränken.

Das sogenannte psychische Bondage beruht auf der emotionalen Kontrolle des oder der Dom über den oder die Sub und auf dessen bzw. deren Hingabe und Selbstdisziplin, sodass diese Variante mental herausfordernder und intimer sein kann als „normales“ Bondage. Es hat zudem den Vorteil, dass es günstiger, körperlich unkomplizierter und sicherer ist, da es nichts gibt, was die Haut der unterwürfigen Person verletzen, ihren Kreislauf stört usw. Dennoch kann es anstrengend sein, schwierige Körperpositionen über einen längeren Zeitraum zu halten. Stellen Sie also sicher, dass die devote Person jederzeit ihr Unbehagen oder ihr Taubheitsgefühl mitteilen und sich bei Bedarf rühren darf.

Versuchen Sie Folgendes:

- Bitten Sie Ihren Partner oder Ihre Partnerin, sich nackt mit gespreizten Beinen und angelegten Armen hinzulegen. Küssen und berühren Sie ihn bzw. sie, beginnen Sie am Hals und arbeiten Sie sich langsam nach unten vor. Sagen Sie ihm bzw. ihr, dass Sie wieder ganz oben anfangen werden, wenn er/sie sich bewegt. Wie gemein!

- Fordern Sie die untergebene Person auf, eine schutzlose Körperhaltung einzunehmen, zum Beispiel sich mit gespreizten Beinen flach hinzulegen oder mit den Händen hinter dem Kopf zu stehen, während Sie sie einer gründlichen Ganzkörperinspektion unterziehen. Dies ist ein vergnüglicher Szeneneinstieg, weil die untersuchte Person sich relativ schnell unterworfen fühlt. Danach können die Anweisungen herausfordernder werden.

- Stellen Sie einen Becher mit Wasser (oder einer anderen Flüssigkeit) auf eine flache Körperpartie Ihres Partners oder Ihrer Partnerin und weisen ihn bzw. sie an, das Wasser nicht zu verschütten. Dann erregen Sie ihn bzw. sie – durch Lust, Schmerz oder beides – und beobachten, wie lange er/sie es schafft, nichts zu verschütten.

27. Sounding

Beim Sounding (Harnröhrenstimulation) wird eine lange, dünne Sonde in die Harnröhre eingeführt, um die empfindlichen Nervenenden darin zu stimulieren. Die Objekte können wie beim Sex rein und raus bewegt, langsam gedreht, still gehalten oder beim Oralsex oder der Handarbeit integriert werden. Sounding wird normalerweise am Penis durchgeführt, die Technik funktioniert aber auch an der Vulva.

Wer auf diese Art der Stimulation abfährt, beschreibt es als ein Gefühl, das mit nichts anderem vergleichbar ist. Wird eine Sonde tief genug eingeführt, kann sie sogar die Prostata massieren. Im Kink-Kontext kann Sounding für eine Szene genutzt werden, in der es um Kontrolle, Demütigung und / oder Dominanz und Unterwerfung geht. Für viele Sadomasochisten stellt diese Mischung aus Schmerz und Vergnügen den besonderen Reiz dar. Da Harnröhrensonden eigentlich medizintechnische Instrumente sind, lässt sich dieses ungewöhnliche Sexspielchen perfekt mit Doktorspielen kombinieren.

Sounding ist nicht ungefährlich! Es kann zu Reizungen, Harnwegsinfektionen und innere Verletzungen kommen. Wenn Sie jedoch hochwertige, sterile Instrumente verwenden, sich mit der Technik vertraut machen und behutsam vorgehen, ist es einfacher, als es scheint – und genussvoller, als Sie vielleicht denken.

Versuchen Sie Folgendes:

- Kaufen Sie ein paar Sounding-Basics in einem Kink-Shop oder Fachhandel für Medizintechnik. Auch gut: Hegarstifte, die auch im Set mit verschiedenen Durchmessern erhältlich und ideal für Anfänger sind, sodass Sie sich langsam vorarbeiten können. Für größtmögliche Hygiene benötigen Sie außerdem ein steriles medizinisches Gleitmittel, Desinfektionstücher und Latex- oder Nitrilhandschuhe.

- An dieser Stelle ist nicht ausreichend Platz, um die Vorgehensweise und Sicherheitsaspekte beim

Sounding ausführlich zu beschreiben. Besorgen Sie sich also einen seriösen Ratgeber oder suchen Sie im Internet nach seriösen Quellen (siehe auch Zusätzliche Quellen).

- Wenn die Sonde eingeführt ist, halten Sie einen auf niedrigste Stufe gestellten Vibrator an das Ende. Die Schwingungen werden durch die gesamte Harnröhre geleitet – cool!

28. Ignorieren

Jemanden zu ignorieren ist äußerst befremdlich, weshalb es für manche ein wichtiger Fetisch ist.

Zwar sollten Sie einen Partner oder eine Partnerin und seine bzw. ihre Wünsche in einer Szene nie *tatsächlich* ignorieren, weil es zum einen ärgerlich ist und man zum anderen kein Safe-Word oder einen Hilferuf überhören darf, doch kann es vor allem für Unterwürfige genussvoll sein, wenn sie von der anderen Person *scheinbar* wie Luft behandelt werden. Das kann auf eher harmlose Art geschehen, wenn etwa die dominante Person eine Zeitschrift liest, während Sie sorgfältig ihre Zehennägel lackieren, oder auf extremere Art, wenn beispielsweise die andere Person beim Sex so tut, als ob Sie nicht existierten.

Das durch Ignorieren entstehende Machtgefälle kann aufregend intensiv sein, mitunter kommt auch etwas Voyeurismus ins Spiel, da jemand, der Sie ignoriert, Ihnen das Gefühl gibt, nicht wirklich im Raum zu sein und Sie – wie unsichtbar – Mäuschen spielen können. Natürlich kann es auch verletzend oder verstörend sein, ignoriert zu werden. Nehmen Sie sich daher Zeit für eine stärkende Nachsorge.

Versuchen Sie Folgendes:

- Eine unterwürfige Person, die eine neue Aufgabe lernt (etwa Schuhe polieren oder Rasieren), wird dabei vielleicht lieber ignoriert, da es sie nervös machen kann, wenn sie mit prüfendem Blick beobachtet wird. Zeitschriften, Fernsehen, Bücher oder Spiele können den oder die Dom ablenken, während der oder die Sub übt.

- Verwöhnen Sie Ihren Partner oder Ihre Partnerin mit Oralsex, während er/sie E-Mails beantwortet oder anderen Kram erledigt. Finden Sie heraus, ob Ihr sexuelles Geschick größer ist als seine/ihre Willenskraft!

- Sagen Sie einer unterwürfigen Person, die gern Services übernimmt, dass Sie sie nicht beachten werden, solange sie mit Hausarbeiten beschäftigt ist, und ihr erst Aufmerksamkeit schenken, wenn sie fertig damit ist. Das kann durchaus anregend sein.

29. Cock and Ball Torture

Cock and Ball Torture (CBT, engl. für Penis- und Hodenfolter) meint das Zuführen stimulierender Lustschmerzen an Penis und Hodensack. (Die Vulva kann natürlich auch Schmerzen ausgesetzt werden; dies wird als Muschi- oder Klitorisfolter bezeichnet.)

Zu den Foltermethoden gehören Schlagen, Quetschen, Kratzen, Nagen, Treten und sogar das Herumtrampeln auf diesen empfindlichen Stellen. Manchmal kommen auch spezielle Geräte wie Peniskäfige und Hodenstrecker zum Einsatz.

CBT kann auch erotisch erniedrigend sein und Bottoms stolz machen, ihre Tops durch das Ertragen von Genitalschmerzen zu befriedigen. Die Stimulation des Penis und der Hoden ist zwar mehr oder weniger schmerzhaft, kann aufgrund der verstärkten Durchblutung aber auch körperlich erregend sein. Die Genitalien sind nach einer CBT-Session oft besonders empfindlich, was zu intensiveren Orgasmen führen kann. Unnötig zu sagen, dass CBT gewisse Risiken birgt. Sie müssen nicht zum Äußersten gehen, um einen extremen Rausch zu erfahren. Schon das leichte Schlagen auf Penis und Hoden ist ein so ungewohntes Tabugefühl, dass es Ihnen einen kinky Nervenkitzel verschaffen kann.

Versuchen Sie Folgendes:

- Benutzen Sie ein Sextoy, das beim Solosex Schmerzen im Genitalbereich verursacht, zum Beispiel einen Hodenstrecker oder verstellbare Nippelklemmen, die Sie in der weitesten Einstellung an Ihrer Hodenhaut befestigen. Wirkt sich der Schmerz auf Ihre Erregung aus?

- Reiben Sie einen Eiswürfel über Ihren Penis (oder den Ihres Partners; siehe Temperaturspiele). Das mag nicht unbedingt schmerzhaft sein, ist aber auf jeden Fall ziemlich unangenehm und gibt Ihnen einen Vorgeschmack auf CBT.

- Legen Sie beim Oralsex regelmäßig Pausen ein, um Ihrem Partner oder Ihrer Partnerin ein paarmal auf die Genitalien zu schlagen. Der Wechsel zwischen Schmerz und zärtlichem Vergnügen wird ihn bzw. sie bei Laune halten.

30. Gruppensex

Sex mit mehreren Personen ist eine der meistverbreiteten Fantasien für Menschen jeden Geschlechts. Für Gruppensex gibt es viele Optionen: ob nun als Dreier oder Vierer, bei einer Orgie mit vielen anderen Personen oder bei einem Gangbang, bei dem es mehrere dominant-aktive Personen mit einer submissiv-passiven treiben. Ein Partnertausch wird als „Swapping" oder „Swinging" bezeichnet; Pärchen, die sich lediglich in der Nähe eines anderen Paares vergnügen, treiben monogamen Gruppensex (MGS).

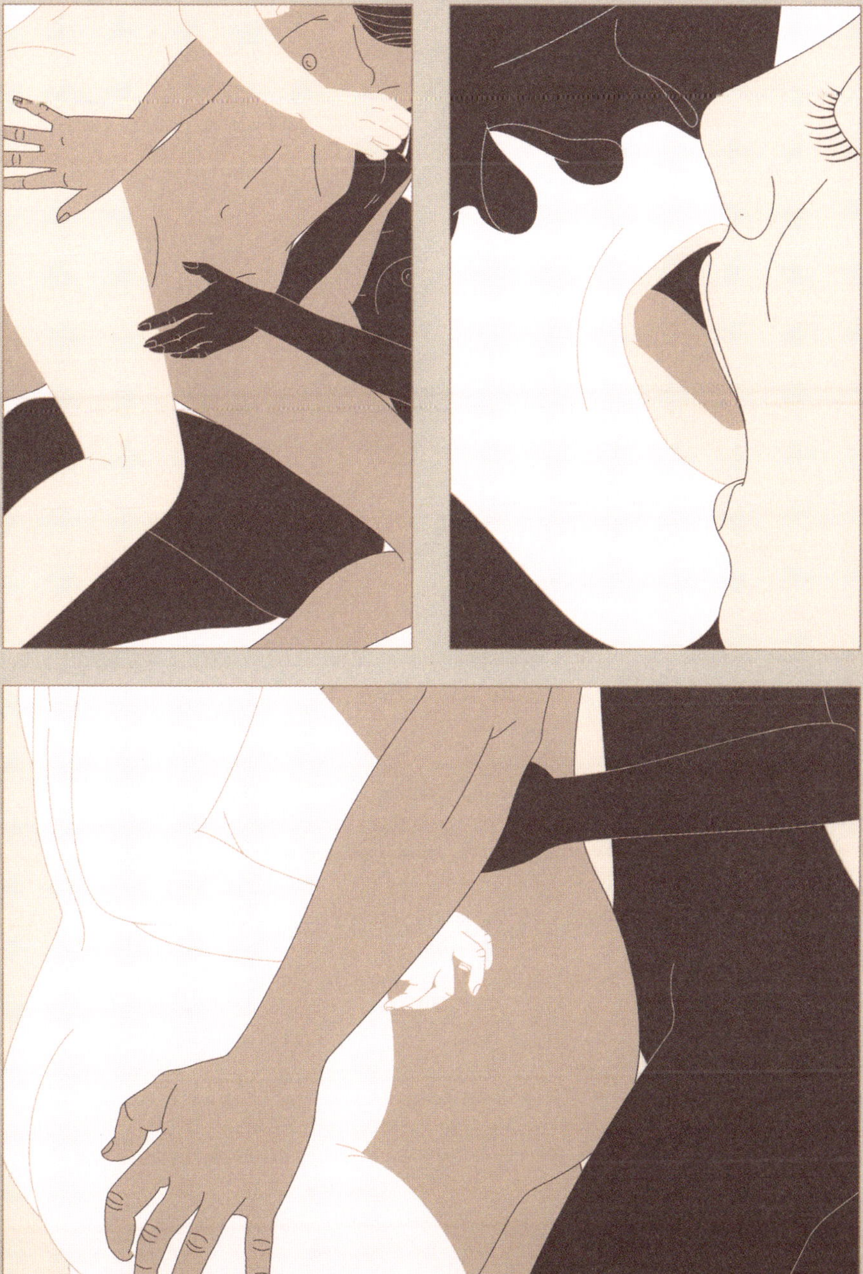

Menschen, die in kreisförmiger Anordnung miteinander Sex haben, bilden eine Gänseblümchenkette oder einen „Circle Jerk".

Gruppensex bietet Möglichkeiten für voyeuristisches und exhibitionistisches Treiben; die Reizüberflutung ist sehr erregend. Es kann auch das eigene Ego stärken, von mehreren Personen gleichzeitig begehrt und befriedigt zu werden.

Bevor Sie an Gruppensex teilnehmen, sollten Sie den aktuellen STI-Status aller Mitwirkenden sowie Ihren eigenen in Erfahrung bringen. Utensilien für Safer Sex wie Kondome und Intimtücher müssen bei jedem Wechsel erneuert werden. Beim Gruppensex sind Eifersucht und Unsicherheit keine Seltenheit, vor allem bei Menschen, die bislang nur monogamen Sex hatten. Eine Nachbesprechung über Ihre Gefühle wäre daher sehr angeraten.

Versuchen Sie Folgendes:

- Suchen Sie im Internet nach Sex- oder Swingerclubs in Ihrer Nähe. Wenn Sie zum ersten Mal in einen solchen Club gehen, müssen Sie nicht unbedingt aktiv teilnehmen, sondern können nur zuschauen. Aber wenn Sie erst mit anderen Menschen zusammen sind, die Sex haben, können Sie sich für Gruppensex öffnen und möchten vielleicht doch mitmachen.

- Die Nutzung von Hook-up-Apps und Dating-Sites für die Kontaktsuche ist ein gängiges Vorgehen, um andere Teilnehmer für Gruppensex zu finden, und einige sind speziell für diesen Zweck entwickelt worden. Prüfen Sie im Vorfeld, was Sie suchen und was geboten wird, damit es nicht zu unangenehmen Überraschungen kommt.

- Haben Sie ein paar Freunde, von denen Sie glauben, dass sie Lust auf eine private Sexparty hätten? Sie werden es nie erfahren, wenn Sie nicht fragen. Wenn Sie es schaffen, ein solches Treffen zu organisieren, können Spielchen wie Wahrheit oder Pflicht (siehe Spiele) eine Möglichkeit sein, das Eis zu brechen.

31. Korsetts

Korsetts mögen vielleicht etwas antiquiert sein, haben aber immer noch einen hohen Erotikfaktor. Heute sind nicht nur klassische Korsetts mit stützenden Metallstäbchen erhältlich, sondern auch günstigere, bequemere Modelle.

Als Kleidungsstück wurde es zur betonenden Formung von Brust und Taille entwickelt und war nur allzu oft sehr einengend. Viele Korsettfans mögen aber genau dieses Bondage-artige Gefühl, wenn etwas ihre Körpermitte zusammenschnürt. Korsetts verleihen dem Körper eine Sanduhrensilhouette, die Betrachter und Träger aller Geschlechter aufregend finden können, da diese konturierte Form traditionell mit Schönheit, Sexualität und Weiblichkeit assoziiert wird.

Für manche ist das Schnüren der reizvollste Aspekt an einem Korsetts, bei dem die Taille immer weiter zusammengepresst wird. Andere mögen die Intimität, sich von jemandem das Korsett anlegen zu lassen.

Zu eng geschnürte bzw. zu lange getragene Korsetts können unter anderem Rückenschmerzen und durch die flache Atmung Schwindel verursachen. Im Zweifelsfall ist es besser, das Korsett zu locker als zu eng zu schnüren.

Versuchen Sie Folgendes:

- Tragen Sie tagsüber ein Kleidungsstück, das Ihre Körpermitte zusammendrückt, wie eine Jeans mit hoher Taille oder einen eng anliegenden Kummerbund, und erspüren Sie das Bondagemerkmal. Wenn Sie dieses Gefühl mögen, werden Sie an einem Korsett vermutlich noch mehr Gefallen finden.

- Stöbern Sie in Secondhandläden oder Kleiderkammern nach einer elastischen Korsage oder einem Mieder, die einem Korsett optisch ähnelt, aber nicht so fest sitzt. Tragen Sie das Teil, wenn Sie masturbieren oder beim Sex, um zu testen, wie es sich anfühlt.

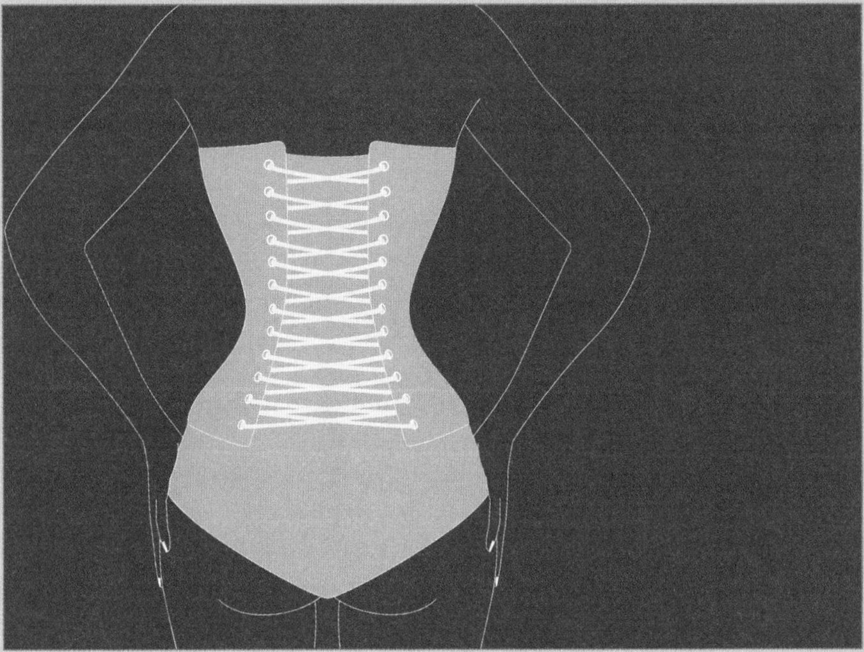

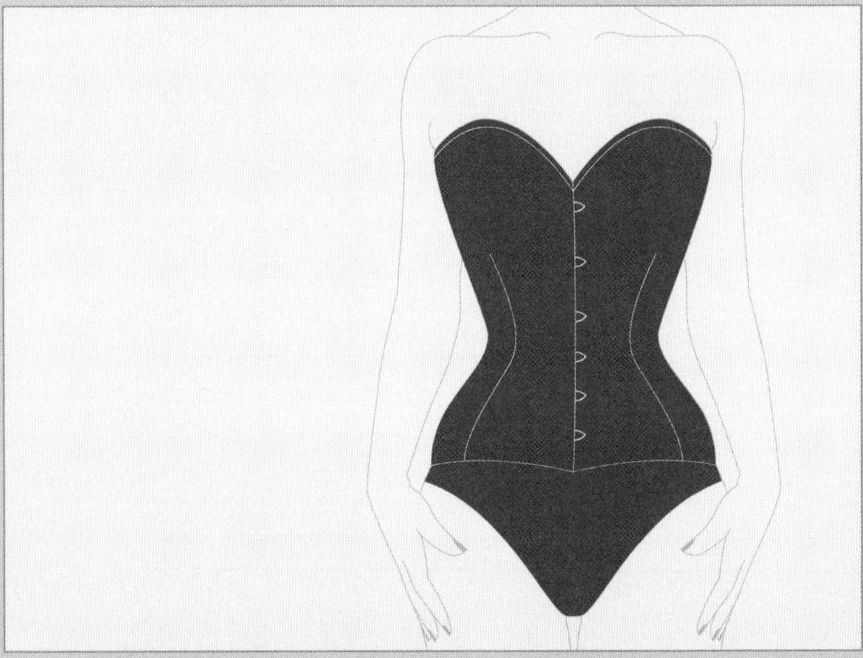

- Wenn Sie sich kein teures, maßgeschneidertes Korsett mit Stahlstäbchen zulegen wollen, gehen Sie in ein Dessousgeschäft oder einen Fetischladen und probieren Sie eines an. Machen Sie in der Umkleidekabine ein paar neckische Selfies, die sie an Ihren Partner oder Ihre Partnerin schicken können oder zum eigenen Vergnügen für sich behalten.

32. Achselfetischismus

Zum Achselfetisch gehört das Lecken, Schnüffeln und Küssen der Achselhöhlen. Wer Achseln erotisch findet, wird durch deren Geruch und Schweiß erregt. In unserer Gesellschaft gelten Achselschweiß und -flecken eher als peinlich und unangenehm. Genau deshalb kann dieser Fetisch sowohl bei der schwitzenden als auch bei der leckenden Person prickelnd demütigende Gefühle auslösen, die dazu führen, dass auch der Schweißgeruch als angenehm empfunden wird. Schließlich leisten der Körpergeruch und die darin enthaltenen Pheromone einen wichtigen Beitrag zur körperlichen, sexuellen Anziehungskraft.

Die Achselhöhle ist ein hochsensibler Bereich, sodass die Zuwendung zu dieser Zone Sie auch dann auf Touren bringen kann, wenn die psychologischen Aspekte dieses Kinks Sie nicht reizen. Beim Achsellecken sollten Sie auf Deos verzichten; Sie schmecken eklig und sind bei Verschlucken ungesund. Wenn Sie Ihre Achselhaare wachsen lassen, riecht der Bereich noch stärker; wenn Sie ihn rasieren, ist er leichter zu lecken und sensibler.

Versuchen Sie Folgendes:

- Streicheln und erforschen Sie beim Masturbieren Ihre Achseln mit den Fingern, vielleicht auch einmal mit Gleitmittel. Die Achselhöhlen sind von vielen Nerven durchzogene erogene Zonen, die für reichlich Lustgefühle sorgen können, zumal sie ansonsten nicht oft berührt werden.

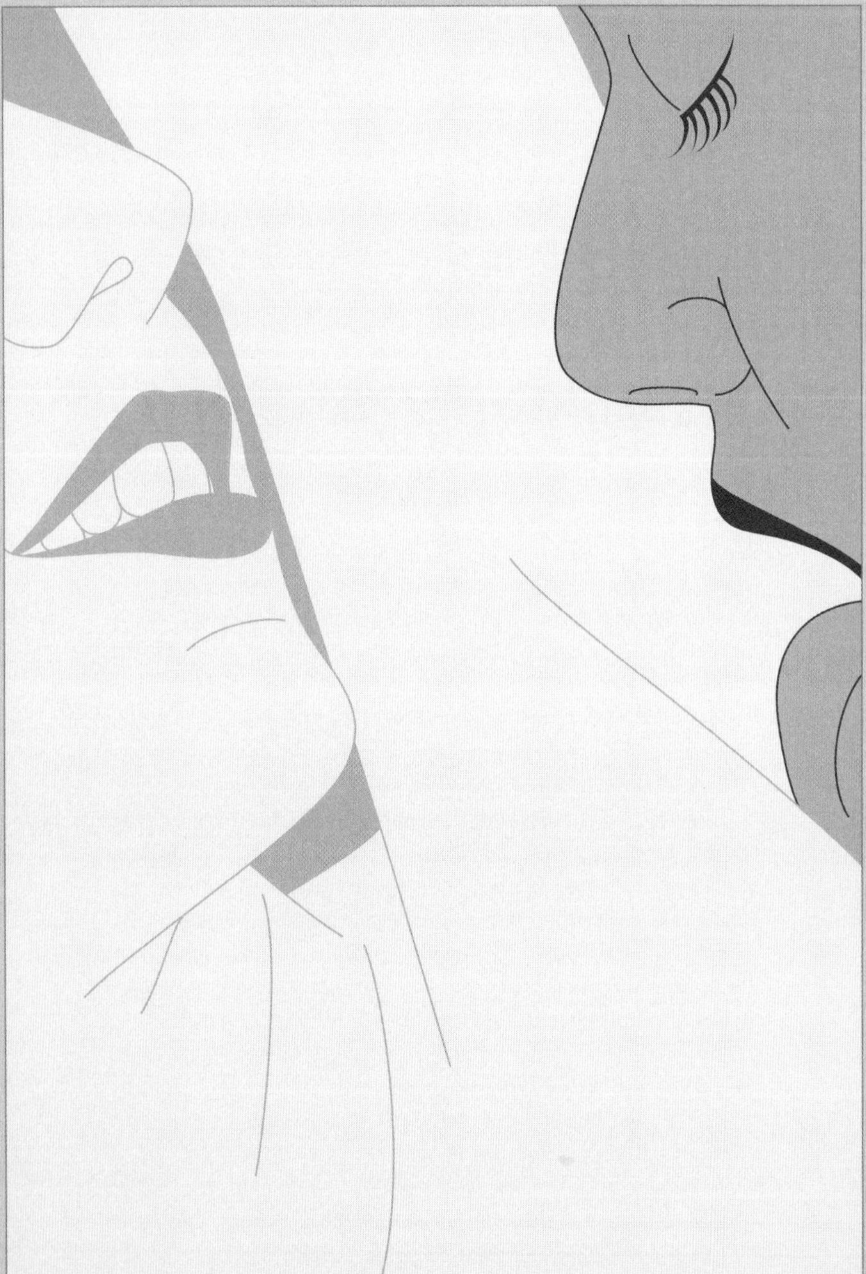

- Eine erste gegenseitige Erkundung der Achselhöhlen sollte am besten gleich nach dem Duschen erfolgen, damit Ihre Lust nicht durch das verunsichernde Gefühl gedämpft wird, Sie könnten dort „unhygienisch" oder fies riechen. Eine frisch gewaschene Achselhöhle langsam zu lecken und zu küssen ist vielleicht nicht so animalisch wie eine ungewaschene, aber dennoch sehr intim.

- Für den vollen Genuss widmen Sie sich den Achseln Ihres Partners oder Ihrer Partnerin nach dem Sport oder nach besonders sportlichem Sex, wenn Sie beide verschwitzt sind. Sollte es Ihnen nicht gefallen, können Sie immer noch zusammen duschen.

33. Orgasmuskontrolle

Die Orgasmuskontrolle umfasst mehrere Praktiken, bei denen der sexuelle Höhepunkt verzögert oder komplett verweigert wird, entweder bei sich selbst oder von der anderen Person.

Da der Orgasmus für viele Menschen eine zentrale Bedeutung für die eigene Sexualität hat, ist die Kontrolle über den sexuellen Höhepunkt ein machtvolles Instrument und macht besonders in D/s-Rollenspielen Spaß. Das wiederholte Aufschieben des Orgasmus kann für eine erhöhte Empfindlichkeit und Erregung sorgen. Orgasmen, die nach wiederholter Verweigerung endlich erreicht werden, sind oft intensiver als „normale".

Neben Keuschheit und Edging (Start-Stop-Methode) gibt es noch andere Formen der Orgasmuskontrolle, etwa „erzwungene" Orgasmen, das Antrainieren neuer Orgasmusmethoden, das „Verhindern" von Orgasmen, indem die Stimulation im entscheidenden Moment unterbrochen wird, das Einholen (oder Verweigern) der Erlaubnis zum Orgasmus, das „Bestrafen", wenn jemand ohne Erlaubnis kommt, oder das Erlauben des sexuellen Höhepunkts nur unter bestimmten Bedingungen.

Versuchen Sie Folgendes:

- Versuchen Sie beim Solosex Ihren Orgasmus so zu timen, dass er zu einem bestimmten Zeitpunkt erfolgt, zum Beispiel am Ende eines Songs oder nach Ablauf des gesetzten Timers. Übung macht den Meister - und macht obendrein Spaß!

- Legen Sie einen Zeitraum fest - beispielsweise eine Woche oder einen Monat -, in dem Sie oder die andere Person jedes Mal um Erlaubnis bitten muss, wenn sie einen Orgasmus haben will (klären Sie im Vorfeld, ob dies auch für die Selbstbefriedigung gilt oder nur für gemeinsamen Sex).

- Fesseln Sie Ihren Partner oder Ihre Partnerin (siehe Bondage) und versuchen Sie, einen Orgasmus aus ihm bzw. ihr „herauszuholen". Wenden Sie dabei Methoden an, von denen Sie wissen, dass sie Wirkung zeigen, zum Beispiel Oralsex oder Handarbeit. Sie können auch versuchen, die Stimulation fortzusetzen, nachdem er oder sie gekommen ist und besonders empfindlich ist. Diese Praxis wird als „Orgasmusfolter" bezeichnet und kann sehr intensiv sein.

34. Slapping

Wenn Sie jemals ins Gesicht geschlagen wurden, wissen Sie, wie schmerzhaft, schockierend und erniedrigend das sein kann. Nicht zuletzt aus diesem Grund ist Slapping ein Hauptfetisch für Kinkster, besonders für S/M-Freunde.

Jemanden zu ohrfeigen ist oft mit Geringschätzung und Demütigung verbunden und kann dem Geohrfeigten die Tränen in die Augen treiben. Ohrfeigen sind eine großartige „Bestrafung" und eignen sich gut in Rollenspielen zwischen gegnerischen Charakteren, etwa Held und Bösewicht oder Schultyrann und Opfer.

Zielen Sie bei einer Ohrfeige auf die fleischige Mitte der Wange, damit Sie nicht Nase, Ohren oder Augen treffen. Sie können den Kopf der zu schlagenden Person besser fixieren, indem Sie ihn mit Ihrer anderen Hand an den Haaren oder an der anderen Gesichtshälfte halten, damit der Hals nicht verletzt wird.

Versuchen Sie Folgendes:

- Ohrfeigen Sie sich selbst ein paarmal, wenn Sie bereits erregt sind, damit Sie wissen, wie es sich anfühlt. Es mag zwar nicht so überraschend sein, wie von einer anderen Person geohrfeigt zu werden, gibt aber immerhin einen kleinen Vorgeschmack.

- Wenn Sie jemanden zum ersten Mal ohrfeigen, genügt ein Klapps, um einen eher emotionalen als physischen Effekt auszulösen. Sie können mit der Zeit fester zuzuschlagen, wenn Ihre Technik besser wird und der Partner oder die Partnerin toleranter wird.

- Während Ihr Partner oder Ihre Partnerin Sie oral befriedigt, heben Sie immer wieder seinen bzw. ihren Kopf an, um ihm bzw. ihr ein paar Ohrfeigen zu verpassen, damit er oder sie schön devot bleibt. Auf Wunsch können Sie ihm bzw. ihr auch mit Ihrem Penis, falls vorhanden, eine klatschen.

35. In der Öffentlichkeit

Wenn Sex oder eine Kink-Aktivität im privaten Raum praktiziert werden kann, ist es theoretisch auch im öffentlichen Raum möglich, was es für manche Leute umso aufregender macht. Dabei kann es sich um ganz unauffällige Szenen handeln, wenn etwa eine dominante Person im Restaurant bestellt, ohne den oder die Sub zu fragen, was er oder sie möchte, oder wesentlich heiklere Spielchen wie Sex im Park.

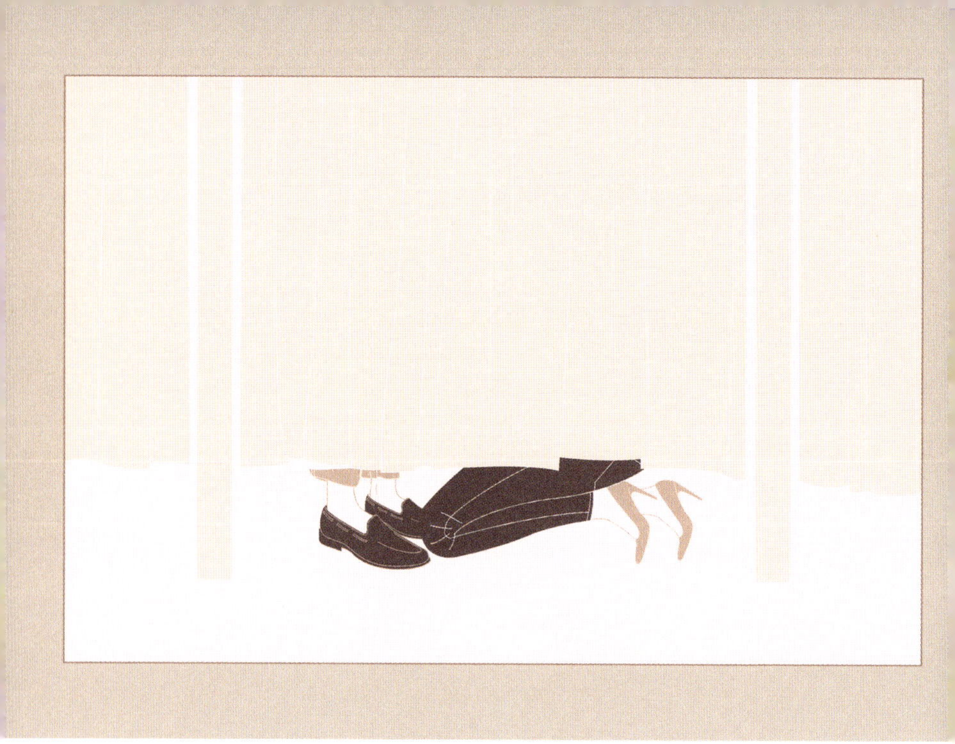

Bleibt die Frage, wie sittlich Sex in der Öffentlichkeit ist. Es besteht immer die Möglichkeit, dass Sie von einer unbeteiligten dritten Person erwischt bzw. gesehen werden, die nicht um diese Vorstellung gebeten hat. Daher sollten Sie Sexspielchen in der Öffentlichkeit auf diskrete Aktionen beschränken und / oder es nur an sicheren, abgeschiedenen Orten miteinander treiben. Wenn es hingegen zu Ihrer Fantasie gehört, beobachtet oder erwischt zu werden, können Sie das Szenario mit einem Freund, Partner oder einem Voyeur, den Sie im Internet kennengelernt haben, im Voraus absprechen.

Versuchen Sie Folgendes:

- Tragen Sie bei einem Date mit Ihrem oder Ihrer Liebsten einen vibrierenden Butt-Plug oder einen tragbaren Vibrator. Einige kabellose Modelle lassen sich über Smartphone-App oder Fernbedienung steuern.

- Wählen Sie ein unverfängliches Wort als Startsignal für eine kinky Szene aus, wenn Sie unterwegs sind, zum Beispiel muss eine bzw. einer von Ihnen zur Toilette gehen und sich der Unterwäsche entledigen, wenn der oder die andere anmerkt, dass das Essen „köstlich" ist. Oder Sie müssen jedes Mal Ihre Beckenbodenmuskeln anspannen, wenn das Stichwort „drücken" fällt. „Den Käsekuchen bestellen" bedeutet vielleicht, dass Ihnen später der Hintern versohlt wird.

- Haben Sie Sex an einem „halb öffentlichen" Ort, zum Beispiel im Auto, in der letzten Reihe eines dunklen Kinosaals oder in einer Toilette. Das funktioniert am besten, wenn Sie sich auf Praktiken beschränken, aus denen Sie sich schnell wieder lösen können, etwa Oralsex oder Handarbeit, und bei denen Sie weitgehend bekleidet bleiben.

36. Unterwerfung

Unterwerfung ist das Gegenstück zu Dominanz. Eine unterwürfige, devote Person (Sub) genießt es, herumkommandiert zu werden, heftige Empfindungen wahrzunehmen (wie Schmerz, Bondage oder „erzwungene" Vergnügungen) und sexuelle wie auch andere Bedürfnisse ihres Dom zu befriedigen oder und Anweisungen zu folgen. Manche verhalten sich nur im Schlafzimmer unterwürfig, andere bevorzugen eine Beziehung, bei der sie jederzeit in eine submissive Rolle schlüpfen können.

Insbesondere bei einem stressigen und hektischen Job kann es zur Abwechslung ganz angenehm sein, sich dem Willen eines anderen zu unterwerfen und für eine Weile keine Entscheidungen treffen zu müssen. In der Art, wie die andere Person Sie dominiert, drückt sich auch ihr Begehren aus, was sehr erotisierend sein kann. Einer anderen Person so zu vertrauen, dass man die Kontrolle abgibt und sich führen lässt, schafft eine große Intimität, die Ihre Beziehung intensivieren kann. Manchen hilft eine solche Unterwerfung dabei, sexuelle Hemmungen abzubauen, da sie sich leichter auf vermeintliche Tabupraktiken einlassen können, wenn diese „angeordnet" werden; wobei in einem gesunden D/s-Verhältnis auch immer die Bedürfnisse des oder der Sub und bestimmte Grenzen respektiert werden.

Es gibt aufmüpfige Subs, die sich einvernehmlich und spielerisch gegen die Dominanz der anderen Person sträubt, oder folgsame, artige Subs, die immer brav tun, was von ihnen verlangt wird und gern dafür gelobt werden. Beides ist in Ordnung, solange Sie und Ihr Partner oder Ihre Partnerin Spaß daran haben.

Versuchen Sie Folgendes:

- Erstellen Sie gemeinsam eine Liste mit Szenen, die Sie gern spielen würden, welche eventuell in Betracht kommen und welche auf keinen Fall infrage kommen (eine gute Vorlage finden Sie unter Weitere Quellen am Buchende). Wenn Sie wollen, dass Ihr Partner bzw. Ihre Partnerin Sie dominiert und die Szene Spaß macht, müssen Sie ihn bzw. sie vorab mit den nötigen Informationen versorgen.

- Wenn Sie den Sub-Part übernehmen, wählen Sie einen Namen oder eine (Ehren-)Bezeichnung für Ihren Partner oder Ihre Partnerin aus, in dem das Machtgefälle zum Ausdruck kommt, zum Beispiel Mein Herr/Meine Herrin, Mein Meister/Meine Meisterin, Gnädigster/Gnädigste usw., und Ihnen hilft, sich in Ihre Rolle hineinzuversetzen.

- Inszenieren Sie zusammen ein Rollenspiel mit Figuren, die in einem natürlichen Abhängigkeitsverhältnis stehen, wie Chef(in) und Angestellte(r) oder Professor(in) und Student(in). Eine solche Szene gibt eine recht einfache Struktur, um in eine unterwürfige Rolle hineinzufinden.

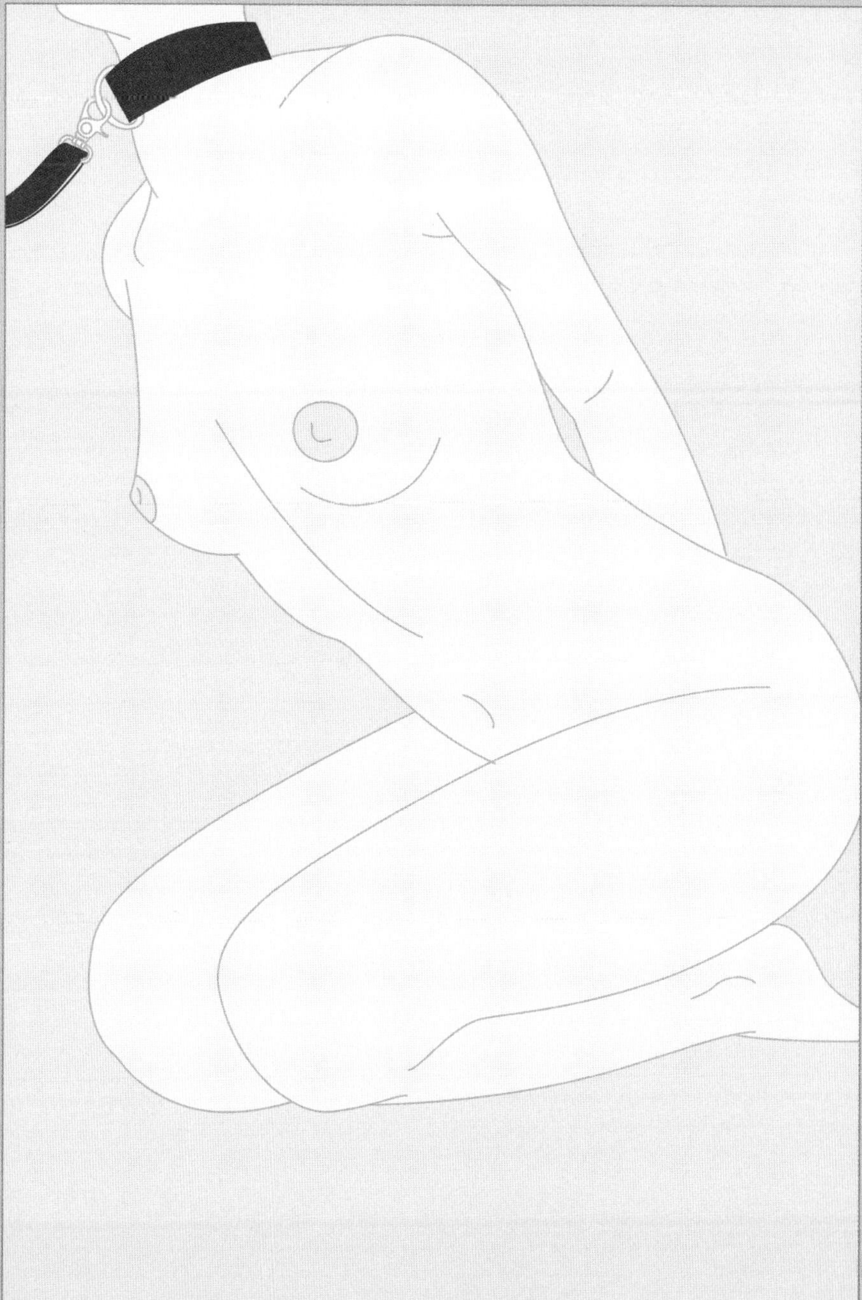

37. Wachsspiele

Wachsspiele sind eine Art Temperaturspiele, bei denen Wachs von einer brennenden Kerze auf den Körper getropft wird. Bei unsachgemäßer Anwendung kann es zu Verbrennungen kommen, ansonsten ist es ein sadomasochistisches Vergnügen.

Wachsspiele haben den Vorteil, dass die Utensilien im Vergleich zu anderen Kink-Spielchen recht preiswert sind. Sie brauchen nur eine Kerze, ein Feuerzeug oder Streichhölzer, ein altes Handtuch (um abtropfendes Wachs aufzufangen) und einen Gegenstand, um das getrocknete Wachs am Ende der Szene abzukratzen (wie Buttermesser oder Kreditkarte). Außerdem sollten Sie auf Brandschutz achten; falls Sie keinen Feuerlöscher haben, halten Sie zumindest ein feuchtes Handtuch bereit.

Je höher die Kerze gehalten wird, desto stärker hat sich das herabtropfende Wachs abgekühlt, bevor es auf den Körper tropft. Wenn Ihr Partner oder Ihre Partnerin sich an die Schmerzen gewöhnt hat, können Sie die Kerze nach und nach tiefer halten. Empfindliche Bereiche wie Genitalbereich und Gesicht sollten gemieden werden, ebenso wie stärker behaarte Körperzonen, die nicht gleichzeitig gewaxt werden sollen (autsch!). Wenn die Person, auf die das Wachs getropft wird, sich windet oder zappelt, können Sie sie fesseln oder festschnallen (natürlich nur mit Erlaubnis und wenn alle Sicherheitsmaßnahmen eingehalten werden), damit dem „Peiniger“ bzw. der „Peinigerin“ im Moment köstlicher Qualen nicht die Kerze aus der Hand geschlagen wird.

Versuchen Sie Folgendes:

- Besorgen Sie sich gemeinsam das nötige Zubehör für Wachsspiele. Lassen Sie die Finger von Kerzen mit Farb- und Duftstoffen, Glitzerpartikeln oder ähnlichem. Verwenden Sie ausschließlich Stearin- oder Paraffinkerzen; andere Wachse werden zu heiß.

- Wachsliebhaber kratzen getrocknete Wachsreste mit einem stumpfen Messer von der Haut, um sie in das Handtuch einzurollen und zu entsorgen. Auch diese Schlussszene lässt sich als erotisches Spiel gestalten, wenn Sie das Wachs sanft und langsam abschaben, sodass es einer Massage ähnelt.

- Wenn Sie experimentierfreudig sind, können Sie das Wachsspiel zum Hauptakt eines Temperaturspiels machen. Als Ergänzung eignen sich zum Beispiel Eiswürfel und erwärmte Sextoys.

38. Schweiß

Wie alle anderen Körperflüssigkeiten hat auch Schweiß viele Kink-Fans. Während die einen Schweiß gern lecken oder riechen (siehe Achselfetischismus), ist er für andere optisch oder psychologisch reizvoll, zum Beispiel wenn der Partner oder die Partnerin beim oder nach dem Sex ins Schwitzen kommt oder der Körper noch anziehender wirkt, wenn die Haut feucht glänzt.

Der durch Schweiß transportierte Körpergeruch ist für einige der wichtigste körperliche Lockstoff, möglicherweise wegen der darin enthaltenen Pheromone. Kleidungsstücke sind beliebte Fetischartikel für Schweißliebhaber, die daran riechen, während sie sich selbst befriedigen. Körpergeruch kann aber auch ein Auslöser für erotische Demütigung sein; uns allen war unser Schweiß(-geruch) schon mal unangenehm, was sich prima für eine kleine erotische Neckerei nutzen lässt. Allein die Tatsache, dass Schweißgeruch verpönt ist, kann erregend sein – schließlich handelt es sich um ein Stoffwechselendprodukt. Trinken Sie ausreichend, wenn Sie ins Schwitzen geraten.

Versuchen Sie Folgendes:

- Masturbieren Sie, wenn Sie gerade verschwitzt sind. Sich mit dem eigenen Schweiß vertraut zu machen, ist ein guter Anfang, wenn Sie das erotische Potenzial dieser Körperflüssigkeit mit einer anderen Person erkunden wollen. Außerdem kann es auf eine urtümliche Art und Weise sexy sein, sich selbst zu riechen, während man kommt.

- Wenn Sie und Ihr Partner oder Ihre Partnerin das nächste Mal für eine Weile getrennt sein müssen, tauschen Sie verschwitzte Kleidungsstücke aus. Daran lässt sich dann schnüffeln, wenn Sie sich vermissen – und es kann die Erregung steigern, wenn Sie beim Solosex an die andere Person denken.

- Haben Sie Sex, wenn Sie beide schwitzen, zum Beispiel in der Sauna, nach dem Sport oder an einem besonders heißen Tag. Reiben Sie Ihre verschwitzten Körper aneinander und atmen Sie den Geruch Ihres oder Ihrer Liebsten tief ein.

39. Hypnose

Die psychologische Forschung zeigt immer deutlicher, dass Hypnose ein ernst zu nehmender Therapieansatz ist. Aber wussten Sie, dass sie sich auch für erotische Zwecke nutzen lässt?

Hypnotische Trance kann als erregendes Sex-Tool eingesetzt werden. Durch direkte oder indirekte Suggestion kann eine hypnotisierte Person mit Unterstützung des Hypnotiseurs Empfindungen intensiver spüren, erotische Lust in ungewöhnlichen Körperregionen erfahren oder sogar zum Orgasmus kommen, ohne Hand anlegen zu müssen. Hypnotische Suggestion kann zum Beispiel auch dazu genutzt werden, dass sich eine Person gefesselt und unbeweglich, erregt und enthemmt oder unterwürfig und folgsam fühlt.

Entgegen der landläufigen Meinung ist Hypnose keine reine Gedankenkontrolle; die Empfänglichkeit für suggestiv vermittelte Informationen greift meist nur dann, wenn sich der oder die Bottom wohlfühlt und Bereitschaft zeigt. Werden Kontrolle und Dominanz bereits für ihre erotischen Machtspiele eingesetzt, kann Hypnose die Empfindungen noch intensivieren. Die meisten Formen der Dominanz sind eher körperlicher Natur und klar definiert; mit Hypno-Kink können Sie jemanden durch mentale Suggestion dominieren.

Versuchen Sie Folgendes:

- Besorgen Sie sich Literatur über erotische Hypnose und lesen Sie sich – allein oder zusammen mit Ihrem Partner oder Ihrer Partnerin – in das Thema ein (siehe auch Weitere Quellen).

- Suchen Sie im Internet nach Audioaufnahmen von Hypnotiseuren, die Personen in erotische Trance versetzen. Hören Sie zu und genießen Sie es.

- Zählen Sie von 100 rückwärts und lassen Sie mit jeder Zahl mehr und mehr Anspannung von sich abfallen, bis Sie spüren, wie Ihr Geist wegdriftet. Sie können in diesem Zustand masturbieren, Ihren erotischen Fantasien nachgehen oder einfach das meditationsähnliche Gefühl genießen.

40. Sploshing

Wir alle kennen Komödien, in denen eine Sahnetorte im Gesicht einer Person landet. Genau solche Szenen werden als Sploshing bezeichnet.

In der Kink-Welt ist Sploshing der Akt, sich beim Sex gegenseitig mit gut haftenden, klebrigen Substanzen einzuschmieren. Dabei kann es sich um leckere Lebensmittel wie Schlagsahne oder Honig handeln, aber auch um andere, ungenießbare wie Schlamm, Farbe oder Öl.

Das sinnliche Schmieren und Matschen beim Sploshing bereitet fast kindliches Vergnügen und ist besonders befreiend für Menschen, die ansonsten ein sehr geordnetes Leben führen oder sich im Beruf an strenge Regeln halten müssen. Dieser Kink kann auch Elemente von Machtausübung und Demütigung enthalten. Wenn Sie die Rolle des oder der Dom eher gut gelaunten und nicht wie üblich überheblich interpretieren, könnte dies ein spaßiger Kink für Sie und Ihre Sexspiele sein.

Für Ihre „Sauereien“ sollte der Sploshing-Ort mit einer Plane, einem Laken oder alten Handtüchern ausgelegt werden, oder wählen Sie einen Ort, der später leicht zu reinigen ist, etwa das Bad. Denken Sie daran, dass zuckerhaltige Substanzen an bzw. in der Vagina Infektionen begünstigen können.

Versuchen Sie Folgendes:

- Beschmieren Sie den nackten Körper Ihres Partners oder Ihrer Partnerin mit Schlagsahne, Schokoladensoße oder Sirup und lecken Sie dann alles ab. Welch ein Vergnügen – in mehrfacher Hinsicht!

- Ölen Sie Ihre Körper mit Kokos-, Mandel- oder einem anderen haut- und genitalverträglichen Öl ein (Matratze mit einem Laken oder Handtüchern abdecken). Die Berührungen bringen Sie nicht nur auf Touren, das Öl macht Sie auch besonders „schlüpfrig“ und dient bei allem, was Sie danach so anstellen, als Gleitmittel.

- Kaufen Sie eine kleine Sahnetorte und probieren Sie eine beliebte Sploshing-Variante aus, die als Cake-Sitting bekannt ist. Allein schon sich langsam auf eine kühle Torte zu setzen ist eine überraschend sinnliche Erfahrung. Nun kann Ihr Partner oder Ihre Partnerin alles, was an Ihnen haftet, abschlecken! Um das Risiko einer vaginalen Infektion zu verringern, sollten Sie beim Cake-Sitting mindestens einen Hauch von Höschen tragen und sämtliche nicht abgeleckten Tortenreste schnellstmöglich unter der Dusche abspülen.

41. Pofetischismus

Der Pofetisch ist genau das, wonach es sich anhört. Es kann das Bewundern, Berühren, Küssen, Lecken, Beschnüffeln, Beißen, Versohlen und / oder Penetrieren des Hinterns einer Person umfassen. Dies geschieht oft im Rahmen eines Machtspiels zwischen Tops und Bottoms, denn es gibt nur wenige bessere kinky Möglichkeiten, jemandem seine umfassende Verehrung zu zeigen.

Viele von uns haben ein schwieriges Verhältnis zum eigenen Po: Ist er sauber? Ist er knackig genug? Daher kann die Fetischisierung des Pos ein unglaublich intimer, bestätigender Akt sein.

Eine deftigere Version ist das Po-Smothering, bei dem sich eine Person auf das Gesicht der anderen setzt – natürlich nicht mit vollem Gewicht. Das kann je nach Statur die Atmung erschweren (siehe Atmungsspiele), einigen Sie sich also vorher auf ein Safe-Signal und gehen es erst einmal vorsichtig an.

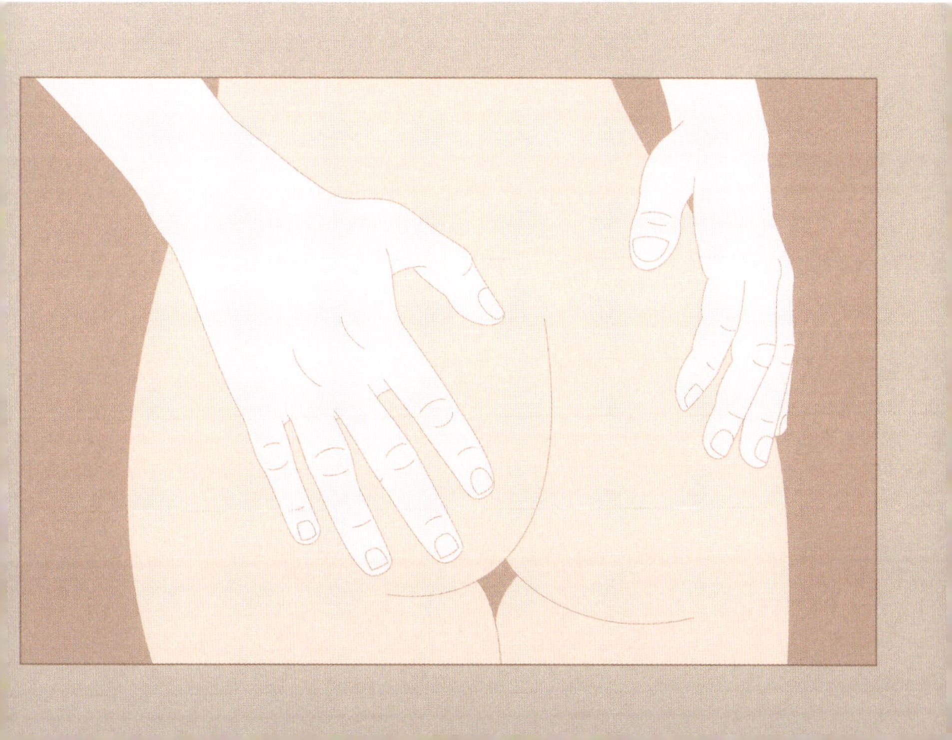

Versuchen Sie Folgendes:

- Duschen oder baden Sie zusammen, damit Sie beide sich schön sauber fühlen. Verbringen Sie dann beliebig viel Zeit damit, Ihre Kehrseiten mit Händen und Mund zu verwöhnen.

- Nehmen Sie eine Art 69er-Position ein, wobei Sie sich vorsichtig auf das Gesicht der anderen Person setzen und es ihr mit dem Mund besorgen.

- Spielen Sie ein Spiel, bei dem eine Person eine Zeitlang (zum Beispiel 15 Minuten) ausschließlich den Hintern der anderen berühren darf. Loten Sie aus, wie sehr Sie einander allein durch die „Bearbeitung" des Pos erregen können.

42. Demütigung

Erotische Demütigung ist eine einvernehmliche Erniedrigung zum Zweck des Lustgewinns. In den Medien kursieren viele populäre Darstellungen dieses sexuellen Spiels – etwa die Domina, die ihren Untergebenen an der Leine herumführt, während er wie ein Hund bellt. Aber es gibt auch weniger krasse Demütigungen. Sie können zum Beispiel jemanden necken oder foppen oder ihn / sie dazu bringen, etwas zu tun, das als erniedrigend empfunden wird.

Der Spaß bei einem Demütigungsspiel besteht im Wesentlichen darin, eine normalerweise unangenehme Empfindung kontrolliert umzudeuten und mit einer vertrauten Person auszuleben. Wer sich für D/s-Spiele interessiert, dem macht dieser Kink besonderen Spaß, weil es ein Gefühl von Macht und Ohnmacht erzeugt.

Demütigungsspiele sind sehr intensiv, sodass sie als Form des emotionalen Masochismus gelten und sogar dieselben Hirnregionen wie bei körperlichem Schmerz aktiviert werden. Demütigungsspiele müssen im Vorfeld gut abgesprochen werden, damit nicht versehentlich ein Trauma getriggert wird.

Bei der Nachbesprechung sollten Sie möglichst viele beruhigende, bekräftigende Worte austauschen: Sowohl zu demütigen als auch gedemütigt zu werden, kann unserer Empathiefähigkeit infrage stellen, und mit solchen Eindrücken wollen Sie die Szene bestimmt nicht beenden.

Versuchen Sie Folgendes:

- Überlegen Sie, wobei Sie Spott und Demütigung ertragen können und wobei nicht. Für viele ist zum Beispiel die Herabsetzung ihrer Intelligenz oder ihres Aussehens tabu, selbst in einer Kink-Szene. Alternativ können Sie wegen Ihrer Erregbarkeit, Unterwürfigkeit, Begeisterung oder Vorliebe für Kink-Spiele geneckt werden.

- Weisen Sie Ihren Partner oder Ihre Partnerin an, ein Outfit zu tragen, das ihm bzw. ihr peinlich ist, während er/sie eine Aufgabe für Sie ausführt, zum Beispiel beim Kochen. Machen Sie sich währenddessen liebevoll über ihn bzw. sie lustig.

- Wenn Sie für eine gewagtere Aufgabe in der Öffentlichkeit bereit sind, beauftragen Sie Ihren Partner oder Ihre Partnerin, im Supermarkt Kondome und eine möglichst große Gurke zu kaufen – auch wenn Sie weder das eine noch das andere gerade brauchen.

43. Dominanz

Dominanz bedeutet, die Handlung einer Szene zu lenken, eine andere Person zu kontrollieren und (oft) als Top für den sinnlichen Aspekt der Szene verantwortlich zu sein. Es ist aber auch möglich, in der Rolle des/der Bottom die Regie für eine Szene zu übernehmen, indem man zum Beispiel der anderen Person befiehlt, dass man oral befriedigt werden will.

Im wahren Leben kann das Verlangen nach Macht und Kontrolle eher abträglich sein und ist gesellschaftlich nicht akzeptiert, sodass in einem sexuellen Rollenspiel einvernehmliche Dominanz als gesundes Ventil für solche Impulse fungieren kann. Die besten Doms sind erfahren darin, verbale und nonverbale Hinweise zu verstehen und während und nach der Szene um Feedback zu bitten und zu geben. Auf den ersten Blick ist ein Dom der Boss einer Szene, doch es sind tatsächlich die Wünsche und Bedürfnisse des Subs, die das Geschehen bestimmen.

Versuchen Sie Folgendes:

- Das Drehbuch für Ihre D/s-Szenen entsteht in Ihrem Kopf. Sowohl als dominante wie auch als submissive Person sollten Sie sich mit Ihren Wünschen und Fantasien vorher auseinandersetzen. Lassen Sie sich von Pornos oder erotischen Romanen inspirieren und/oder geben Sie sich erotischen Tagträumen hin. Notieren Sie, was Sie mit Ihrem Partner oder Ihrer Partnerin gern einmal ausprobieren möchten.

- Geben Sie Ihrem Partner oder Ihrer Partnerin eine Aufgabe, die er/sie für Sie erledigen soll, zum Beispiel Ihr Lieblingsessen zu kochen oder Ihre Füße zu massieren. Geben Sie ihm/ihr mündliche Anweisungen, während er/sie bei der Arbeit ist. Nichtsexuelle Dominanz kann für Anfänger leichter sein als die sexuelle.

- Wenn Sie mit der Rolle des/der Dom experimentieren wollen, aber noch nicht bereit sind, das Machtspiel konsequent durchzuziehen, lassen Sie Ihren Partner oder Ihre Partnerin doch für den Anfang strippen und geben konkrete Anweisungen dabei (siehe Strippen). So bekommen Sie einen Vorgeschmack darauf, wie es ist, eine sexy Situation ohne die damit verbundenen Risiken zu kontrollieren.

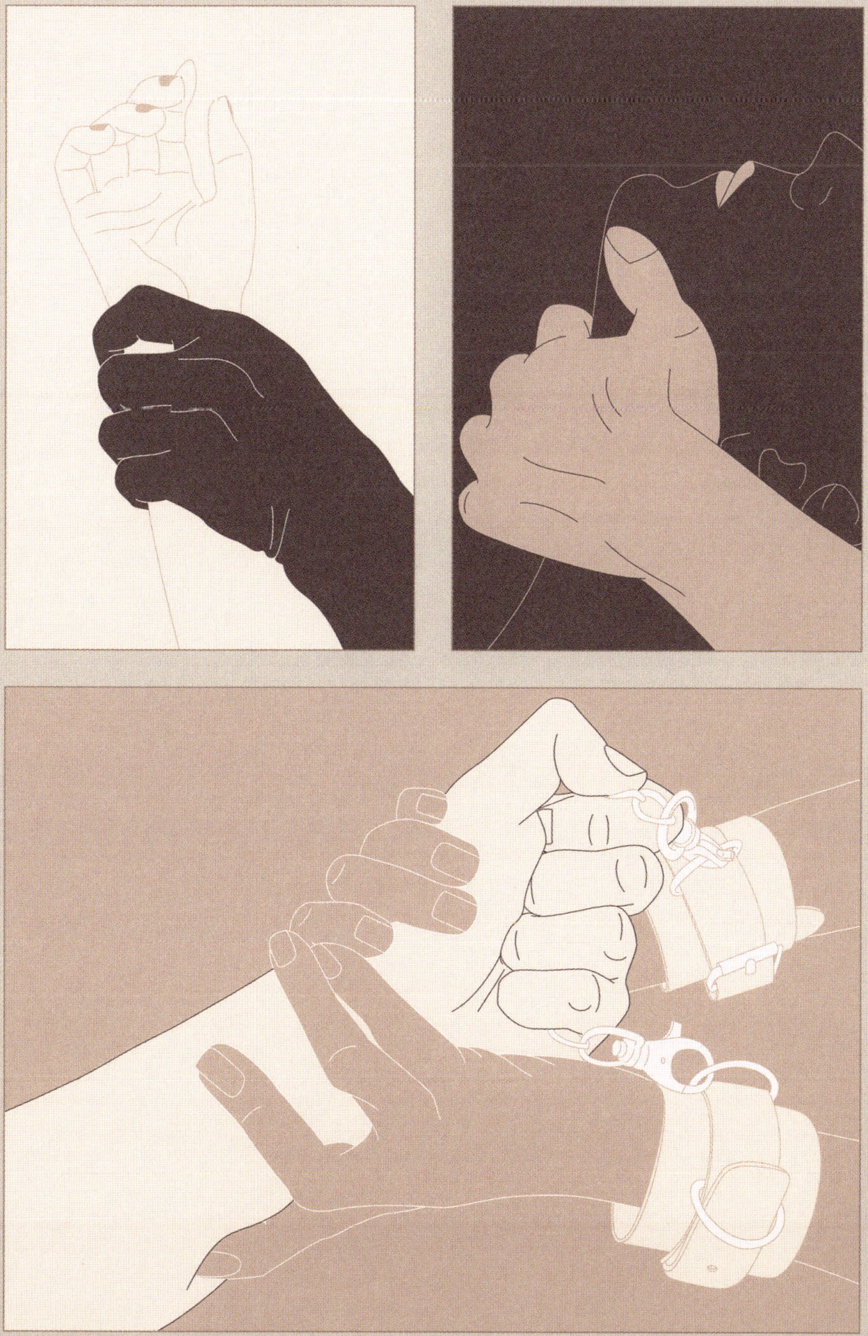

44. Figging

Beim Figging wird ein geschältes Ingwerstück in den Anus (den eigenen oder einer anderen Person) eingeführt, was zu einem angenehm-unangenehmen Kribbeln und Brennen führt.

Der Legende nach war das Figging im 19. Jahrhundert Teil des Hinternversohlens eines ungezogenen Kindes als Disziplinarmaßnahme, wurde aber von Kinkstern für S/M-Szenen oder Demütigungszwecke übernommen.

Figging wird oft mit anderen „Bestrafungen" wie Schläge auf den Hintern und Auspeitschen kombiniert. Noch verstärkt wird der durch den Ingwer verursachte Schmerz durch das Anspannen der Gesäßmuskeln, was sich nur schwer vermeiden lässt, wenn der Hintern versohlt wird.

Der Ingwer muss konisch zurechtgeschnitten werden, das heißt oben spitz, damit er sich leicht einführen lässt, und unten breiter, damit er sich nicht zu weit einführen lässt und verschwindet, ähnlich wie ein Butt-Plug. Außerdem sollte er vor dem Einführen eingeschmiert werden. Wie bei scharfem Essen kann es eine Weile dauern, bis die brennende Wirkung einsetzt; es sollte dann nach etwa 30 Minuten verschwunden sein. Bei einer Ingwerallergie natürlich nicht anwenden!

Versuchen Sie Folgendes:

- Probieren Sie eine weniger „scharfe" Variante des Figging, indem Sie ein prickelndes oder wärmendes Gleitmittel auf einen Butt-Plug auftragen und sich einfach vorstellen, es sei Ingwer. Machen Sie mit Ihrem Partner oder Ihrer Partnerin etwas Dirty Talk über die verordnete „Bestrafung".

- Reiben Sie den Anus (den eigenen oder den einer anderen Person) äußerlich mit einem geschälten Ingwerstück ein, um vorsichtig zu testen, wie Ihr Körper darauf reagiert. Vielleicht brennt das schon so intensiv, dass Sie das Ingwerstück gar nicht mehr einführen müssen oder wollen.

- Kombinieren Sie Figging mit anderen erregenden Techniken, zum Beispiel orale Befriedigung oder mit einem Vibrator, um die Aufmerksamkeit zu verlagern und den Ingwer im Po erträglicher zu machen.

45. Face-Sitting

Face-Sitting, auch als Queening bekannt, ist (fast) genau das, wonach es klingt: sich auf das Gesicht einer anderen Person setzen. Um genau zu sein, setzt man sich nicht mit dem ganzen Gewicht darauf, denn das könnte je nach Statur nicht nur schmerzhaft sein, sondern auch zu Atemnot führen. Vielmehr setzt man sich rittlings – vorwärts oder rückwärts – *über* das Gesicht. Die Stellung wird am häufigsten für einen Cunnilingus verwendet, eignet sich aber auch für einen Anilingus (siehe Rimming) oder eine Fellatio (siehe Face-Fucking).

Diese Oralsex-Stellung hat viele praktische Vorteile: Sie ist nackenschonender für die Person, die die Mundarbeit leistet, und lässt die Hände frei, um den Körper der anderen Person oder den eigenen sinnlich zu berühren. Außerdem bietet sie für alle Beteiligten andere, reizvolle Blickwinkel und Ansichten, und die oral verwöhnte Person kann den Druck und Abstand zwischen Genitalbereich und Mund der anderen Person kontrollieren. Unter Kink-Aspekten eignet sich die Stellung bestens für D/s-Spiele und kann zu ähnlichen Empfindungen führen wie Bondage, da es für die unten liegende Person nicht ganz leicht ist, aus der Position zu entkommen.

Face-Sitting kann die Atmung beeinträchtigen, insbesondere in Momenten ungezügelter Leidenschaft. Einigen Sie sich also vorher auf ein Safe-Signal. Face-Sitting-Fans sollten vielleicht in ein Bett mit stabilem Kopfteil investieren oder in ein solches wechseln, da die aufsitzende Person sich bequem daran festhalten bzw. darauf abstützten kann, was die Knie und die Oberschenkelmuskeln entlastet. Außerdem kann sie die Position so besser verändern.

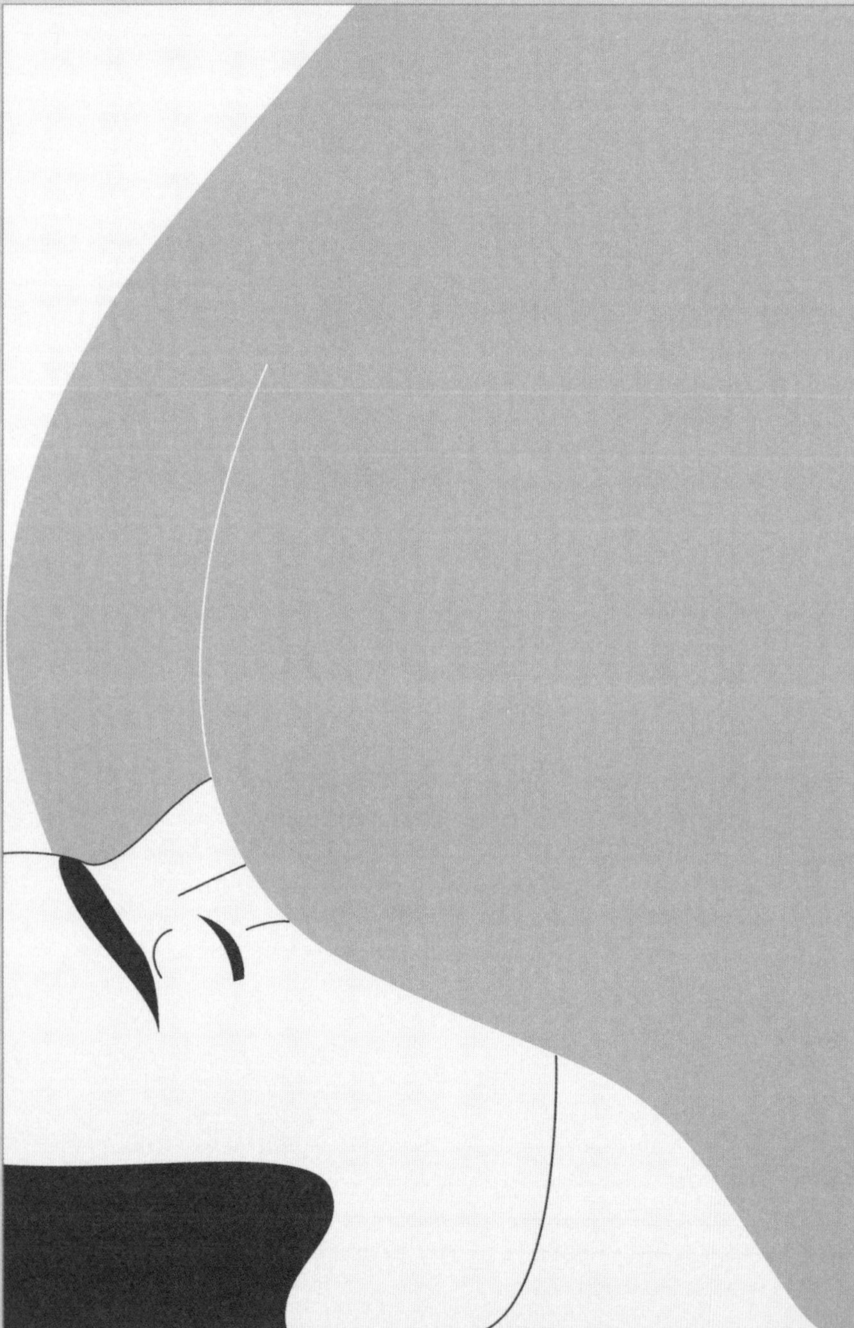

Versuchen Sie Folgendes:

- Wenn Ihr Partner oder Ihre Partnerin Sie gern oral befriedigt, verbinden Sie seine/ihre Augen oder fesseln Sie ihn/sie vor dem Face-Sitting, damit er/sie sich ganz auf den Job konzentrieren kann.

- Wenn Sie unten liegen, nutzen Sie Ihre freien Hände, um sich selbst zu befriedigen. Mit dem richtigen Timing – und etwas Übung – können Sie beide gleichzeitig zum Höhepunkt kommen.

- Halten Sie Ihren Partner oder Ihre Partnerin an den Haaren fest, während Sie so über seinem/ihrem Gesicht sitzen, dass er/sie Ihre Genitalien mit Abstand zwar sehen und riechen, aber noch nicht schmecken oder berühren kann. Necken Sie ihn/sie so lange, wie Sie wollen, bevor Sie ihm/ihr geben, wonach ihm/ihr gelüstet.

46. Sadismus

Sadismus hat, vielleicht mehr als jede andere Neigung der BDSM-Palette, einen schlechten Ruf. Er gilt als unsympathische Persönlichkeits- oder sexuelle Funktionsstörung und als böse. Aber wie bei jedem Fetisch entscheidet die *Umsetzung* darüber, ob etwas Schönes oder Schlechtes daraus wird, nicht das Verlangen selbst. Sadisten, die einvernehmlich in einem Kink-Szenario agieren, haben Spaß daran, anderen physischen oder psychischen Schmerzen zuzufügen, wenn der Schmerz von der mitspielenden Person *gewollt* ist.

Viele BDSM-Tops finden Gefallen daran, wenn sie Reaktionen wie Stöhnen und Schreien auslösen, ob es sich dabei nun um Lust- oder Schmerzenslaute oder eine Mischung daraus handelt. Sie genießen es, die Kontrolle über jemanden zu haben und in die Taburolle des „Bad Guy" zu schlüpfen. Zu den häufigen sadistischen Kink-Praktiken gehören Spanking, Auspeitschen, Beißen, Kratzen, Ohrfeigen und (für alle, die gern Psychospielchen treiben) verbale Demütigungen.

Auch wenn Sie jemandem Schmerzen zufügen, der/die es grundsätzlich genießt, dürfen Sie es nicht übertreiben; hier sind Safe-Words und Safe-Signals unbedingt hilfreich. Die Schmerztoleranz kann von Tag zu Tag oder von einer Sekunde auf die andere variieren. Achten Sie also genau auf die Reaktionen der anderen Person und brechen im Zweifel ab.

Versuchen Sie Folgendes:

- Subtile Schmerzspiele in der Öffentlichkeit können Spaß machen, und es ist der Traum eines jeden Sadisten, eine Person zu beobachten, die Schmerzenslaute oder ein schmerzverzerrtes Gesicht zu unterdrücken versucht. Kneifen oder kratzen Sie den Arm oder den Oberschenkel Ihres Partners oder Ihrer Partnerin, wenn Sie zusammen unterwegs sind – entweder als Vorspiel für das, was zu Hause folgt, oder in einer eigenen kleinen Szene.

- Fügen Sie der anderen Person sexy Schmerzen zu, während sie Sie befriedigt. Sie könnten ihm oder ihr Nippelklemmen anlegen und regelmäßig an der Kette zerren, an den Haaren oder Ohren ziehen oder ihm/ihr eine Ohrfeige geben.

- Stecken Sie mit Ihrem Partner oder Ihrer Partnerin eine Schmerzskala von 1 bis 10 ab. Fragen Sie zum Beispiel, während Sie ihm/ihr den Hintern versohlen: „Wie schmerzhaft war das auf einer Skala von 1 bis 10?“ oder „Wie weh soll's beim nächsten Schlag tun?“ Nutzen Sie diese Skala für Sadoszenen, um Ihren Partner oder Ihre Partnerin langsam an seine/ihre Schmerzgrenze heranzuführen.

47. Gagging

Der Würgereflex, oder Rachenreflex, ist ein Schutzreflex, der im hinteren Rachenraum ausgelöst wird und üblicherweise verhindert, dass Fremdkörper versehentlich verschluckt werden oder in die Atemwege gelangen. Der durch einen Penis, ein Spielzeug, die Finger oder etwas anderes verursachte Würgereiz (engl. gagging) kann dazu führen, dass man sich selbst erniedrigt und hilflos fühlt, während es dem „Würger" ein Gefühl der Kontrolle verleiht. Gagging ist also ein geeigneter Kink, um einvernehmliche sadistische Triebe auszuleben.

Die Ausschüttung von Endorphinen und Adrenalin beim Gagging kann zu Desorientierung oder leichtem Schwindel führen, ähnlich wie bei einem Rausch. In diesem Zustand lassen sich dann auch gut weitere Kink-Aktivitäten ausprobieren. Durch Gagging wird der Speichel kurzzeitig schleimartiger und eignet sehr gut als Gleitmittel für einen Blowjob.

Gagging ist allerdings nicht ungefährlich. Versuchen Sie nicht, jemanden mit Gegenständen zum Würgen zu bringen, die tatsächlich in den Hals geraten könnten, und vereinbaren Sie unbedingt ein Safe-Signal, damit das „Opfer" schnell aus der Szene aussteigen kann. Außerdem kann Gagging zu Erbrechen führen (halten Sie also eine Schüssel und ein Handtuch bereit). Beachten Sie ferner, dass manche Menschen negative Erfahrungen mit Würgen verbinden, zum Beispiel aufgrund von Essstörungen oder anderen gesundheitlichen Probleme. Praktizieren Sie diesen Fetisch – wie alle anderen in diesem Buch auch – nie ohne die ausdrückliche Zustimmung der anderen beteiligten Person.

Versuchen Sie Folgendes:

- Wenn Sie beim Masturbieren schon erregt sind, bringen Sie sich testweise mit den Fingern oder einem Dildo selbst zum Würgen. Vielleicht törnt Sie das zusätzlich an.

- Wenn Face-Fucking und/oder „Deep Throating" in Ihrer Partnerschaft zum Oralsex-Repertoire gehören, können Sie sich mithilfe dieser Techniken ans Gagging annähern. Dadurch kann das Machtgefälle bei einem kinky Blowjob ein neues Level erreichen, da die Würgereflexe des Bläsers/der Bläserin sich ziemlich gut anfühlen können.

- Wenn die devote Person auf Gagging steht, bieten Sie ihr eine Belohnung an, wenn sie den Dildo so lang wie möglich tief im Mund behält, vielleicht eine Tracht Prügel, wenn sie fünf Sekunden durchhält. Und wenn sie es zehn Sekunden schafft, bringen Sie sie zum Orgasmus.

48. Spanking

Beim Spanking wird einer Person auf den Po geschlagen, oft mit der flachen Hand; sie können aber auch andere Gegenstände wie Peitschen, Kochlöffel usw. verwenden. Viele Menschen bekamen als Kinder noch unfreiwillig als Strafe eins auf den Hintern, aber zwischen Erwachsenen kann eine einvernehmliche Tracht Prügel für beide Seiten ein lustvoller sadomasochistischer Kink sein.

Der untere, innere Teil jeder Pobacke ist der sogenannte Sweet Spot, da hier auch eine Nerven der Genitalregion verlaufen. Deshalb fühlt es sich für viele besonders gut an, wenn sie dort geschlagen werden. Beim Hauen werden die Genitalien stark durchblutet, was ein weiterer Grund dafür ist, warum Spanking erregend sein kann. Viele finden auch den bestrafenden Aspekt erotisierend (siehe Disziplin) und binden Spanking in ein entsprechendes Rollenspiel ein.

Eine beliebte Spanking-Position ist das klassische Übers-Knie-legen. Die empfangende Person liegt mit dem Gesicht nach unten auf dem Schoß der schlagenden Person; sie bietet mehr körperliche Intimität als viele andere Stellungen und ermöglicht es dem/der Geschlagenen, den Unterleib an dem des/der Schlagenden zu reiben, um Schmerz mit Lustgewinn auszugleichen.

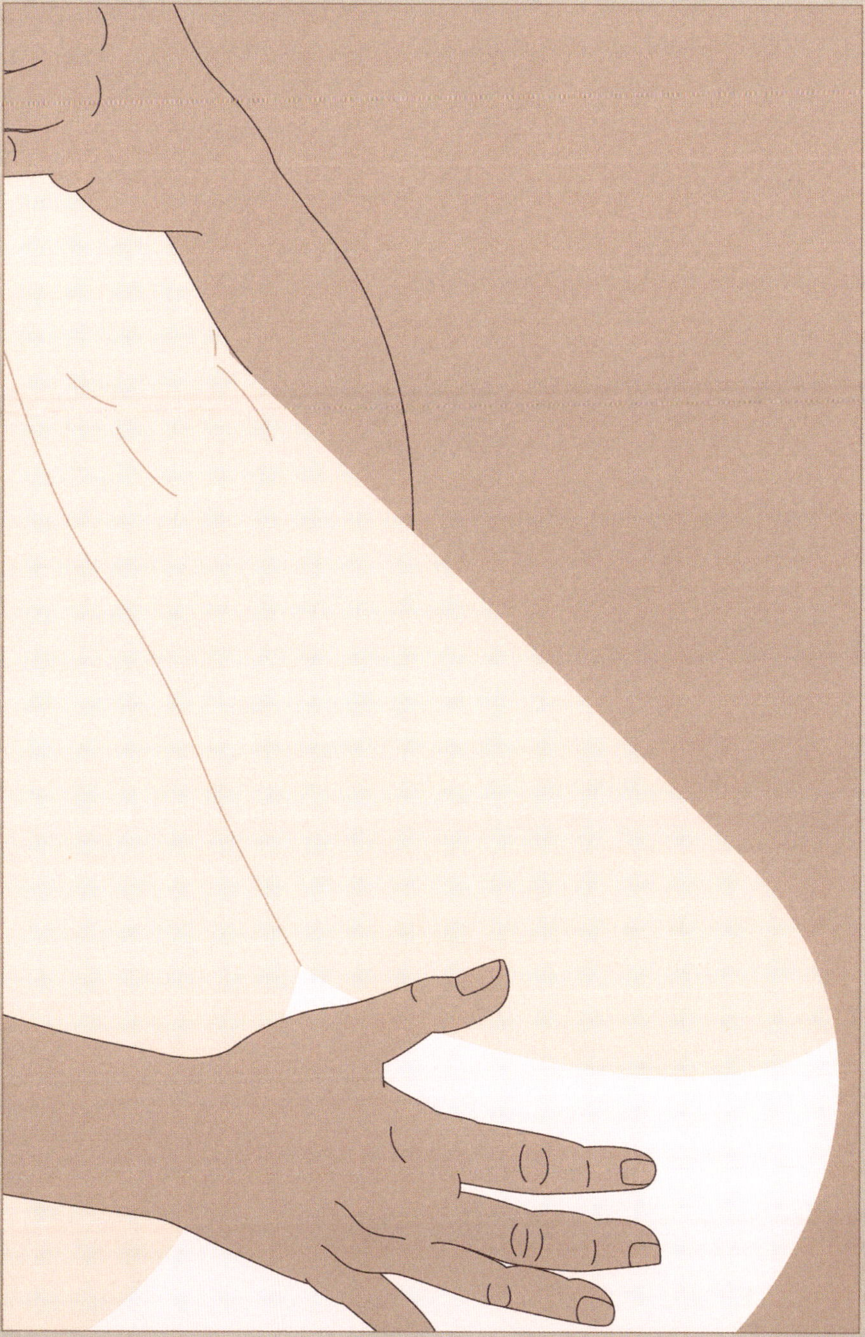

Ein Safe-Word und wiederholtes Fragen nach der Befindlichkeit (siehe Sadismus) stellen sicher, dass der/die Geschlagene nur so viel Schmerzen „genießt“, wie er/sie will.

Versuchen Sie Folgendes:

- Der Einstieg ins Spanking wird leichter, wenn die Person, die geschlagen wird, bei der ersten Session ihre Unterwäsche anbehält. Bearbeiten Sie den gesamten Po zum „Aufwärmen" erst eine Minute mit leichten Klapsen, bevor Sie zulegen.

- Die geschlagene Person kann sich beim Spanking mit der Hand oder einem Vibrator selbst befriedigen. Es gibt nichts Schöneres als das Spannungsfeld zwischen Lust und Schmerz.

- Nutzen Sie die traditionelle Assoziation von Prügel mit Disziplinierung und körperlicher Bestrafung für ein Rollenspiel, zum Beispiel für eine Szene zwischen Lehrer und Schüler oder Herr und Diener. Damit das Ganze authentischer wirkt, können Sie traditionelle Schlaggegenstände einsetzen, wie Haarbürste, Gürtel, Pantoffel oder Holzlöffel.

49. Angstspiele

Wie Fans von Horrorfilmen und Achterbahnen wissen, kann Angst enorm berauschen. Das freigesetzte Adrenalin ist physiologisch gesehen der sexuellen Erregung sehr ähnlich, und manchmal verschmilzt das Gehirn beides miteinander.

Das Spiel mit der Angst ist ein Kink mit offenem Ausgang, weil es davon abhängt, wovor sich eine Person fürchtet. Das kann die gelegentliche Prügelstrafe (Spanking) mit unvorhersehbarem Timing der Schläge, ein nervenaufreibendes Doktorspiel oder eine minutiös geplante Einbruchsszene sein.

Im Vergleich zu vielen anderen Kinks sind Angstspiele in psychologischer und manchmal auch in physischer Hinsicht besonders riskant. Vor einem Spiel müssen daher unbedingt Wünsche, Grenzen besprochen und Safe-Words vereinbart werden. Bekannte Phobien und Traumata sollten in Kink-Szenen gemieden werden, auch wenn manche Kinkster es geradezu lieben, sich zusammen mit einer vertrauten Person mit ihren Angsthemen auseinanderzusetzen (idealerweise mit der Zustimmung ihres Therapeuten, falls sie einen haben). Lassen Sie die Nachsorge nicht aus: Sie ist besonders wichtig für intensive Kinks wie Angstspiele.

Versuchen Sie Folgendes:

- Schauen Sie sich mit Ihrem Partner oder Ihrer Partnerin (oder allein – auch Solosex und -kinks sind erlaubt) als Vorspiel einen Gruselfilm an. Wählen Sie am besten einen Film mit unterschwelliger Erotik, wie „Jennifer's Body", „Interview mit einem Vampir" oder „Teeth – Wer zuletzt beißt, beißt am besten".

- Erstellen Sie zur Vorbereitung mit Ihrem Partner oder Ihrer Partnerin eine Liste mit Angstauslösern – von eher geringfügigen Ängsten (Spinnen, Höhe, Dunkelheit) bis hin zu größeren (Überfall, Mord, Betrug). Gehen Sie Ihre Listen gemeinsam durch und besprechen Sie, welche Dinge in eine Szene eingearbeitet werden können und welche absolut tabu sind.

- Inszenieren Sie den Horror einer Messerattacke. Dafür zeigen Sie Ihrem Partner oder Ihrer Partnerin ein großes, scharfes Messer und verbinden ihm/ihr dann die Augen. Danach ziehen Sie eine Kreditkarte oder ein Lineal über seine/ihre Haut (legen Sie die Teile vorher ins Gefrierfach, damit sie sich besonders „scharf" anfühlen). Ihr Partner bzw. Ihr Partnerin wird glauben, es handele sich um das gezeigte Messer. Raffiniert!

50. Einläufe

Obwohl eigentlich für medizinische Zwecke gedacht, werden Einläufe sowohl für Kink-Zwecke als auch zum Reinigen des Rektums vor dem Analsex genutzt. Es gibt mehrere Möglichkeiten für einen Einlauf, aber die einfachste ist, warmes Wasser mit einer gleitfähig gemachten Ballspritze in den Enddarm einzuleiten.

Wenn Sie die Vorstellung schrecklich finden, sind Sie nicht allein; Einläufe dienen manchmal zur Bestrafung, weshalb sie möglicherweise fetischisiert werden. Schließlich lieben es manche Kinkster, fies zu sein. In Kink-Szenen werden Einläufe oft als Teil einer erotischen Demütigungsfantasie oder eines disziplinarischen Rollenspiels (oder beides) verabreicht. Sie sind sowohl körperlich als auch psychisch unangenehm, können dabei aber gleichzeitig ziemlich sexy sein.

Zu häufige Einläufe können die Darmflora schädigen, weshalb sie maximal einige Mal pro Monat durchgeführt werden sollten. Fragen Sie im Zweifel Ihren Arzt oder Ihre Ärztin, und verwenden Sie nur wenig sauberes Wasser. Ein Blick in die Geschichte zeigt aber auch, dass es ganz besonders Risikobereite gab und gibt, die Einläufe mit Kaffee, Alkohol oder psychoaktiven Substanzen anwenden, die über die Darmwand in den Blutkreislauf gelangen. Aber diese Praxis ist gefährlich und kann sogar zum Tod führen. Bleiben Sie darum bei Wasser!

Versuchen Sie Folgendes:

- Besorgen Sie sich in der Apotheke eine einfache Ballspritze. Spülen Sie gegebenenfalls die enthaltene Flüssigkeit gründlich aus (vorgefertigte Einläufe enthalten oft ein Abführmittel) und füllen Sie sie mit lauwarmem Wasser. Legen Sie sich auf den Badezimmerboden oder in die Badewanne. Schmieren Sie die Klistierdüse mit Gleitmittel ein, führen Sie sie in den After, drücken Sie etwas Wasser heraus und ziehen Sie die Spritze, immer noch zusammengedrückt (damit Sie nicht versehentlich Fäkalbakterien in den Einlauf einsaugen) langsam heraus. Spüren Sie, wie sich das Wasser in Ihnen anfühlt, und lassen Sie es dann in die Toilette ab. Sich Einläufe zu verabreichen, ist ein ungewohntes Gefühl, daher ist es am besten, es erst mal allein auszuprobieren.

- Integrieren Sie einen Einlauf in ein Rollenspiel mit Arzt / Patient oder als Bestrafungsszenario.

- Befriedigen Sie Ihren Partner oder Ihre Partnerin oral, während Sie versuchen, das Klistierwasser in sich zu halten. Hören Sie auf Ihren Körper – starkes Unbehagen ist ein schlechtes Zeichen –, aber solange es nicht sehr unangenehm ist, könnte es eine Abwechslung für Ihre Kink-Szene sein.

51. Hämatome

Ein Knutschfleck ist das sichtbare Zeichen und eine schöne kurzzeitige Erinnerungen an eine wilde Knutscherei, die der eine oder die andere ziemlich sexy und als Selbstbestätigung empfindet. Für Kinkster können Hämatome ähnliche Gefühl auslösen.

Alle Kinks sollten im Vorfeld abgesprochen werden, doch wenn es um Hämatome geht, sind Vorgespräche besonders wichtig! Für einige Kinkster sind Hämatome das Ziel von hartem Sex, deren Entstehung sie mit Lust erfüllt und auf die sie stolz sind.

Prellungen können durch Prügel, Auspeitschen, Stockschläge, Beißen, Kratzen und andere Kink-Aktivitäten hervorgerufen werden. Die Einnahme bestimmter Medikamente und von Rauschmitteln (einschließlich Alkohol) sowie bestimmte Krankheitsbilder können zu einer deutlicheren Entwicklung von blauen Flecken führen, und für einige Menschen können Hämatome sogar sehr gefährlich sein. Bei gesundheitlichen Bedenken sollten Sie also ärztlichen Rat einholen und eine Missbrauchssituation ausschließen.

Um Schmerzen und Prellungen zu lindern, sollten Sie die Stelle möglichst bald kühlen. Ein weiteres bewährtes Mittel gegen blaue Flecken ist Arnika-Salbe. Verzichten Sie für ein paar Tage auf weiteren harten Sex, damit die Hämatome abheilen.

Versuchen Sie Folgendes:

- Machen Sie Ihrem Partner oder Ihrer Partnerin absichtlich einen Knutschfleck am Hals (mit seiner bzw. ihrer Erlaubnis) oder lassen sich selbst einen machen. Welche Gefühle löst er aus? Stolz? Erregung? Besitzanspruch?

- Wenn Ihr Partner oder Ihre Partnerin sich einen blauen Fleck durch spielerische Schläge wünscht, wärmen Sie den gesamten Bereich durch leichte Klapse auf und bearbeiten dann eine Stelle mit wiederholten härteren Schlägen. Mit Glück und Geduld sollte so ein schöner Fleck entstehen.

- Tauschen Sie als Teil der Nachsorge oder zum Flirten mit Ihrem Sexpartner oder Ihrer Sexpartnerin Fotos von blauen Flecken per SMS oder E-Mail aus. Viele Tops und Doms finden es befriedigend und bestätigend, den physischen Beweis für das zu sehen, was sie angerichtet haben.

52. Rausch

Die Kombination von Alkohol und Drogen mit Kink ist eine höchst riskante und umstrittene Praxis. Rauschzustände können ein Einverständnis rechtlich und moralisch fraglich machen. Alkohol verdünnt das Blut und erweitert die Blutgefäße, Hämatome und andere Verletzungen sind häufiger als in nüchternem Zustand. Rauschzustände beeinträchtigen außerdem das Urteilsvermögen, die Tiefenwahrnehmung, die Schmerztoleranz und die Reflexe.

Unabhängig davon ist ein Rauschzustand als Teil einer Szene für viele erregend. Er kann die dynamische Beziehung zwischen Doms und Subs verstärken, vor allem, wenn die dominante Person nüchtern ist (was sie ohnehin sein sollte, da sie meist die Handlung bestimmt, die Koordination und Konzentration erfordert). Zur Freude einiger Sadomasochisten führen Rauschmittel dazu, dass Schmerzen und andere Empfindungen intensiver wahrgenommen werden und der Lustgewinn dadurch größer wird.

Safe-Words und häufige Rückfragen über das Befinden der anderen Person sind bei riskanten Aktivitäten wie Rauschspielen besonders wichtig. Besprechen Sie vorher – im nüchternen Zustand –, was Sie in einer bestimmten Szene tun wollen. Jede nicht abgesprochene Aktivität sollte im Rausch tabu sein, da Alkohol und andere Drogen die Entscheidungsfähigkeit beeinträchtigen. Trinken Sie viel Wasser, informieren Sie sich über die gesundheitlichen Risiken der jeweiligen Rauschmittel und übertreiben Sie es nicht.

Versuchen Sie Folgendes:

- Masturbieren Sie im Rausch und achten Sie auf Veränderungen in Ihrem körperlichen und geistigen Erleben. Gehen Ihre Fantasien in eine andere Richtung als sonst? Reagiert Ihr Körper auf andere Weise? Fühlt sich der Orgasmus anders an?

- Erstellen Sie mit Ihrem Partner oder Ihrer Partnerin eine Liste von Sex- und Kink-Aktivitäten, die für Sie beide (fast) immer gehen. Das ist kein Ersatz für eine detailliertere Absprache im konkreten Fall, steckt aber ab, welche Szenen Sie relativ bedenkenlos auch im Rausch durchspielen können.

- Machen Sie Ihren oder Ihre Sub betrunken oder high und bombardieren Sie ihn bzw. sie mit Reizen, von denen Sie wissen, dass er/sie sie mag – von Beißen über Küssen bis hin zu Ohrfeigen und Kitzeln. Der Rauschzustand kann ihn/sie noch hilfloser, sensibler und empfänglicher machen.

53. ASMR

Autonomous Sensory Meridian Response – kurz ASMR – bezeichnet ein angenehmes „kribbeliges“ Gefühl im Körper und / oder im Kopf, das auch als „Kopforgasmus“ beschrieben wird. Es kann durch Trigger wie sich wiederholende, sanfte Geräusche (etwa Kauen oder Kratzen), leises Sprechen oder Flüstern und persönliche Zuwendung (etwa durch einen Friseur) ausgelöst werden.

Dieses Phänomen wird in den letzten Jahren zunehmend in Internetforen diskutiert. Viele Online-Autoren – bekannt als „ASMRtists“ – produzieren spezielle Video- und Audioaufnahmen, durch die dieses Kribbeln ausgelöst werden soll.

Viele Fans berichten, dass sie sich durch ASMR müde und entspannt, aber nicht unbedingt erregt fühlen. Das schließt jedoch nicht aus, dass ASMR mit Kink kombiniert werden kann. Denn was anderes ist Dominanz, als die Handlungen, Reaktionen und Empfindungen einer anderer Person kontrollieren zu können? Die Intimität und Nähe, die mit vielen ASMR-auslösenden Szenarien verbunden ist, kann sehr sexy sein.

Versuchen Sie Folgendes:

- Suchen Sie sich ein ASMR-Video oder -Audio aus dem Internet, das Ihnen gefällt, und hören Sie es sich über Kopfhörer an, während Ihr Partner oder Ihre Partnerin Sie oral befriedigt. Achten Sie auf alle körperlichen Regungen und Empfindungen, und wie sie mit Ihrer sexuellen Lust zusammenspielen.

- Gehört Dirty Talk zu Ihrem Sexleben, egal ob beim Vorspiel, während des Aktes oder am Telefon? Wenn ja, flüstern Sie beim nächsten Mal. Das zwingt Ihren Partner nicht nur dazu, aufmerksamer zuzuhören, sondern ruft vielleicht sogar ein ASMR-Kribbeln hervor.

- Widmen Sie Ihrem Partner oder Ihrer Partnerin etwas Aufmerksamkeit, indem Sie ihm/ihr sanft die Haare waschen, die Nägel lackieren oder was auch immer er oder sie als entspannend empfindet. Erzählen Sie mit sanfter Stimme, was Sie gerade tun, um die Wahrscheinlichkeit des „Kopfkribbelns" zu erhöhen.

54. Sexting

Sexting ist der Austausch von sexy Textnachrichten, Bildern und / oder Videos über digitale Medien. Es hat sogar einige Vorteile gegenüber „echtem" Sex: Sie können es diskret und fast überall tun, sich beim Verfassen der Antworten Zeit lassen und sich die Botschaften später noch einmal ansehen.

Sie können Sexting als Vorspiel für ein späteres Stelldichein nutzen, begleitend zum Masturbieren oder einfach nur, um mit Ihrem Partner oder Ihrer Partnerin zu flirten und ihn / sie zu erregen. Sexting hilft, Ihre sexuelle Beziehung aufrechtzuerhalten, wenn Sie allein auf einer (Geschäfts-)Reise unterwegs sind oder in einer Fernbeziehung leben. Durch Sexting können Sie sexuelle Handlungen „ausprobieren", die physisch unmöglich oder unwahrscheinlich sind, etwa besonders akrobatische Sexstellungen, wilde Gruppensex-Szenarien oder Sex mit Außerirdischen! Sexting ist das perfekte Medium, um eine Vorliebe anzusprechen, auf die Sie neugierig sind, vor allem dann, wenn es Ihnen schwerfällt, solche Fantasien im persönlichen Gespräch zu thematisieren.

Sexting ist hinsichtlich der Persönlichkeitsrechte problematisch, denn vertraulich geschickte Nacktfotos oder Videos könnten missbraucht, weitergeleitet oder veröffentlicht werden. Sie sollten intime Nachrichten, Bilder oder Videos deshalb nur an absolut vertrauenswürdige Personen schicken. Vermeiden Sie außerdem Bilder oder Videos, auf denen Ihr Gesicht oder andere wiederkennbare Körpermerkmale zu sehen sind.

Versuchen Sie Folgendes:

- Bereiten Sie alles für eine heiße Nacht zu zweit vor, indem Sie tagsüber Textnachrichten schreiben,

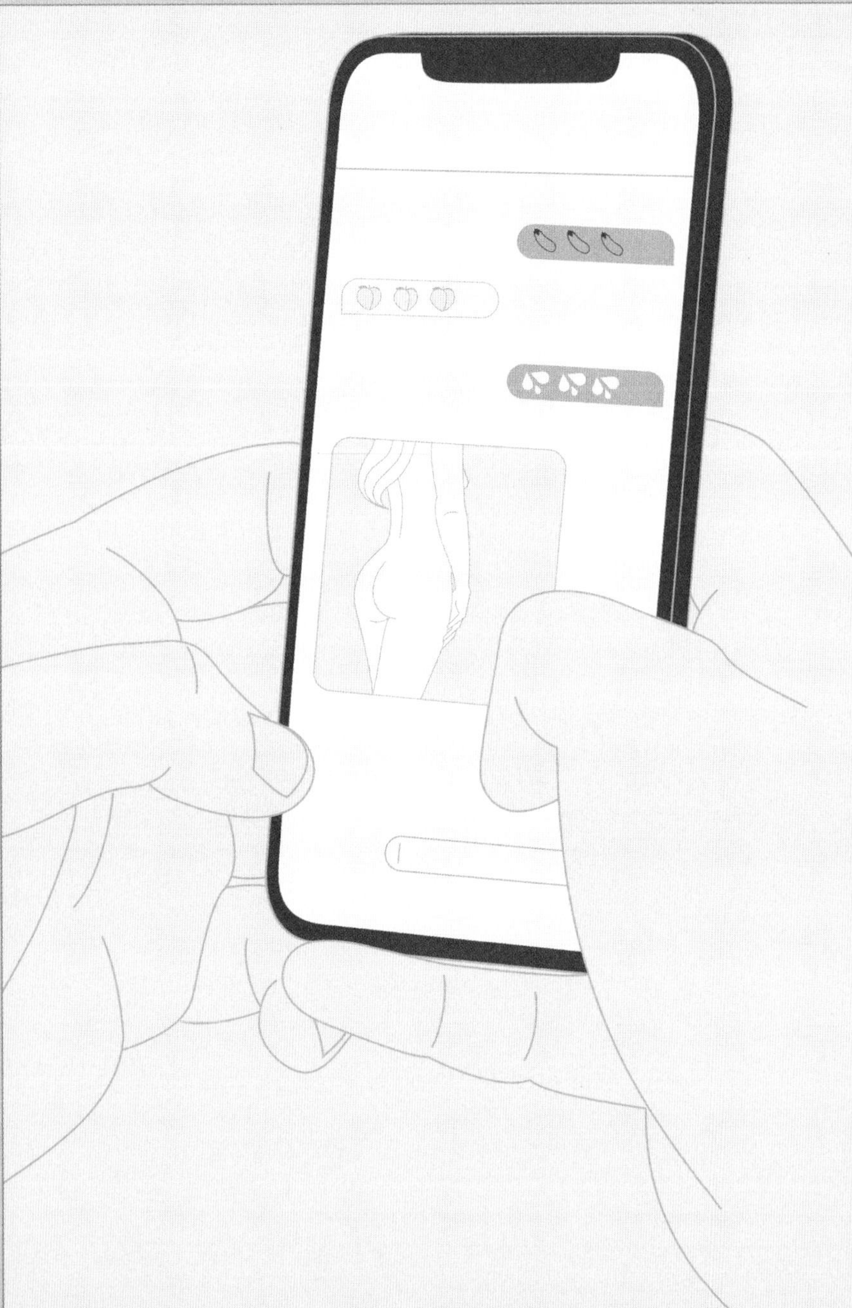

in der Art: „Ich kann's kaum erwarten, heute Abend mit dir [xy-Kink] zu machen" oder „Ich stelle mir gerade vor, wo ich dich heute Abend überall berühren möchte". Wenn Ihr Partner oder Ihre Partnerin darauf anspringt, gehen Sie ins Detail.

- Berücksichtigen Sie beim Sexting auch, wie und wo Ihr Schatz „im echten Leben" gerne berührt und verwöhnt wird, und beziehen Sie diese in Ihre „Sext-Messages" ein (siehe auch Dirty Talk).

- Sie haben gerade ein Nacktfoto von sich gemacht und wollen es verschicken? Fragen Sie erst nach, ob die andere Person es sehen will, und schreiben so was wie: „Ich bin gerade nackt und denke an dich. Willst du mal sehen?" Sobald Sie grünes Licht bekommen haben, schicken Sie es ab.

55. Masochismus

Baby, es tut so gut weh! Masochismus – zusammen mit seinem Pendant, dem Sadismus – ist ein wesentliches Element von BDSM. Sadomasochistische Aktivitäten reichen von relativ harmlosen Spielchen wie Prügel (Spanking) und Ohrfeigen (Slapping) bis hin zu komplexeren, gefährlichen Aktivitäten wie temporärem Piercing und Feuerspielen.

Einige Masochisten erleben aufgrund einer atypischen neurologischen Verknüpfung Schmerz als Lust; die meisten selbst ernannten Masochisten aber finden Schmerz einfach nur sexy, sei es das Machtgefälle zwischen Dom und Sub, die Demütigung durch intensives Auspeitschen oder Spanking, die große Intimität einer sadomasochistischen Szene mit einem vertrauten Partner oder das euphorische Gefühl, wenn sie ein hohes Maß an Schmerz ertragen. Die dabei ausgeschütteten Endorphine können an sich schon erregend sein. Sie können zu einem Subspace führen, einem neurochemischen Rausch, der oft als eine Art „High" erlebt wird. Diese Bewusstseinsveränderung verringert bekanntlich die psychische Belastung, was vielleicht erklärt, weshalb viele Kinkster masochistische Aktivitäten wichtig für ihr mentales und emotionales Wohlbefinden halten.

Legen Sie vor dem Spiel Safe-Words, Safe-Signals und ein Rückversicherungssystem fest (siehe Sadismus), um eine Szene zu beenden oder Ihrem Partner bzw. Ihrer Partnerin zu signalisieren, er/sie soll etwas runterdrehen.

Versuchen Sie Folgendes:

- Sie können masochistische Neigungen beim Solosex erkunden. Kratzen Sie sich an Armen und Beinen, beißen Sie sich auf die Lippe, ohrfeigen Sie sich – oder was auch immer sich gut für Sie anfühlt.

- Wenn Sie das nächste Mal etwas Schmerzhaftes machen, zum Beispiel Haare epilieren oder Pflaster von der Haut ziehen, versuchen Sie, diesen Schmerz gedanklich als masochistischen Akt in einen anderen Zusammenhang zu bringen, um ihn erregend zu finden.

- Lesen Sie mit Ihrem Partner oder Ihrer Partnerin einige Masochismus-konnotierte Kapitel in diesem Buch (siehe Beißen, Prellungen, An den Haaren ziehen, Sadismus usw.) und erstellen Sie eine Liste mit Praktiken, die Sie gern ausprobieren würden.

56. Dessous

Zu Dessous gehören Unterbekleidung und Nachtwäsche, wie BHs, Höschen, Bustiers, Babydolls, Strapse und Morgenmäntel.

Da in unserem Kulturkreis Dessous hauptsächlich mit Weiblichkeit verknüpft sind, werden sie meist von Frauen getragen, um sich begehrenswerter und mächtiger zu fühlen, oder von Männern

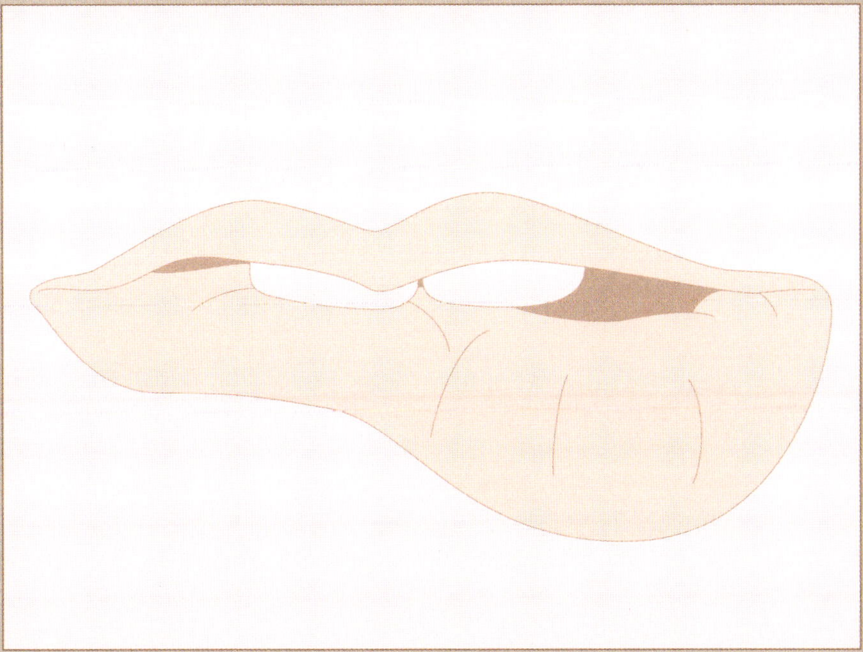
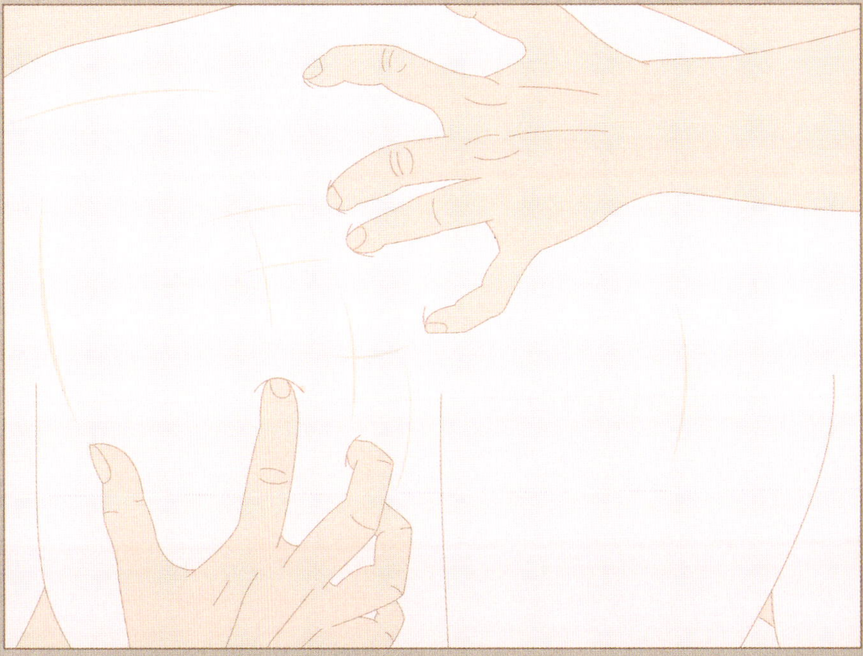

in der Crossdressing-Szene oder zur Feminisierung (siehe Gender-Play). Allerdings ist Kleidung per se geschlechtsneutral, und man kann tragen, was man will.

Der optische Reiz von Dessous eignet sich gut für Szenen mit sexueller Objektifizierung. Sexy Dessous sind ein prickelndes Geheimnis unter der Kleidung und eine erotische Überraschung für den Partner oder die Partnerin. Manche verbinden Dessous auch mit „Tease and Denial", weil das „Aufreizen und Verweigern" in Burlesque-Vorstellungen, Boudoir-Shootings und dergleichen gang und gäbe ist. Sie können Dessous in einen Striptease integrieren (siehe Strippen) oder sie beim Sex anbehalten.

Versuchen Sie Folgendes:

- Probieren Sie in einem Geschäft Dessous aus. Machen Sie ein paar Selfies und zeigen Sie die Bilder Ihrem Partner oder Ihrer Partnerin oder behalten Sie sie ganz für sich, um sich immer wieder daran zu erinnern, wie heiß Sie aussehen.

- Kaufen Sie einige günstige Dessous, die Ihr Partner oder Ihre Partnerin im Eifer des Gefechts aufschneiden oder Ihnen vom Leib reißen kann.

- Ein Klassiker: Ziehen Sie Ihre schönsten Dessous an und werfen sich nur den Mantel über. Tauchen Sie bei Ihrem Partner oder Ihrer Partnerin auf und ziehen Sie sich aus. Wie überraschend und erregend!

57. Zapping

Erotische Elektrostimulation – „E-Stim", „Elektrosex" oder das lebhaftere Zapping – ist das Anlegen einer niederfrequenten elektrischen Stromquelle an den Körper für sexuelle Zwecke. Dies kann mit medizinischen Geräten wie einem TENS-Gerät (transkutane elektrische Nervenstimulation) oder Kink-spezifischen E-Stim-

Toys erfolgen, die mit Elektroden, leitfähigem Gel oder anderen Anschlüssen funktionieren.

Elektrostimulation reicht von einem kitzelnden Kribbeln bis zu einem schmerzhaften Stromschlag (Zapping); lassen Sie es daher langsam angehen. Egal ob Sie gern Schmerzen zufügen oder selbst erfahren wollen, ist E-Stim eine tolle Methode, weil es sich so ganz anders anfühlt als andere Techniken. Wie bei jeder Schmerzempfindung kann Elektrosex einen angenehmen Endorphinschub bewirken. Unter Strom gesetzte Genitalien werden noch empfindlicher, und es kann sogar ein Orgasmus damit ausgelöst werden. Elektrostimulation funktioniert besonders gut in Kombination mit Fesselspielen, da die Person, die unter Strom gesetzt wird, sich kaum bewegen kann. Praktischerweise hinterlässt Elektrosex auch keine sichtbaren Spuren.

Natürlich kann Elektrostimulation auch gefährlich sein und sollte nie in oder in der Nähe von Wasser praktiziert werden. Verwenden Sie nur Geräte speziell für medizinische oder sexuelle Zwecke von seriösen Herstellern. Achten Sie darauf, dass keine Schnitte und Wunden entstehen, und entfernen Sie zuvor Piercings und Schmuck, um Verbrennungen zu vermeiden. Für Menschen mit Herzschrittmachern ist E-Stim untersagt, da es für sie tödlich enden kann. Meiden Sie generell den Brustbereich, denn elektrische Impulse können den Herzrhythmus stören. Einige Kinkster empfehlen, den Oberkörper komplett zu meiden.

Versuchen Sie Folgendes:

- Auch wenn Sie ein E-Stim-Gerät ausschließlich für eine andere Person nutzen wollen, lesen Sie zunächst die Gebrauchsanweisung Ihres Geräts und probieren Sie es an der Arminnenseite aus, um die Intensität der Impulse nachempfinden zu können.

- Erforschen Sie den Körper Ihres Partners mit einem Elektro-Sextoy und suchen Sie nach seinen empfindlichsten Stellen. Denken Sie daran, dass verschwitzte Haut Elektrizität wesentlich besser leitet, also müssen Sie sich vielleicht etwas zurückhalten.

- Inszenieren Sie ein Rollenspiel, in dem eine Person gefoltert wird: vielleicht eine unglückliche Versuchsperson für ein Experiment eines verrückten Wissenschaftlers. Die klinische Anmutung der E-Stim-Geräte macht sie perfekt für solche Spiele.

58. Rimming

Beim Rimming – auch „Rim-Job" oder „Anilingus" – wird der Anus mit dem Mund verwöhnt, sei es durch Küssen, Lecken, Saugen oder Knabbern an der Rosette oder durch Eindringen der Zunge in den Anus. Aufgrund der vielen Nervenbahnen in und um das Rektum kann das Rimming ein sehr lustvoller Akt sein. Es gibt aber auch psychologische Gründe dafür: Rimming ist in weiten Teilen der Gesellsaft immer noch tabuisiert, zum Teil weil es mit schwulem Sex assoziiert wird. Dabei ist Rimming unabhängig vom Geschlecht oder der sexuellen Orientierung möglich, schließlich haben wir alle ein Rektum. Es eignet sich auch für D/s-Spielchen oder Demütigungsszene. Die ungewohnten intensiven Empfindungen können Rimming zu einem besonders intimen Akt machen. Manche genießen Anilingus als Vorstufe zum Analsex, weil es die Erregung steigert und gleichzeitig hilft, den Schließmuskel zu entspannen.

Für eine sichere Rimming-Session ist Hygiene oberstes Gebot. Vor einem Anilingus sollten Sie Ihren Po gründlich mit einer milden Waschlotion reinigen und eventuell auch einen Einlauf machen, denn Fäkalbakterien können insbesondere in Vagina und Harnröhre schwere Infektionen auslösen. Außerdem sollten Sie nach dem Rimming nicht nahtlos zu anderen Sexpraktiken übergehen. Lassen Sie Ihren STI-Status und den Ihres Partners oder Ihrer Partnerin überprüfen, bevor Sie einen Rim-Job machen oder sich einen geben lassen. Wenn Sie Safer Sex praktizieren wollen, legen Sie vorher einen Kofferdam (ein schützendes Latex- oder Nitriltuch) über den Anus.

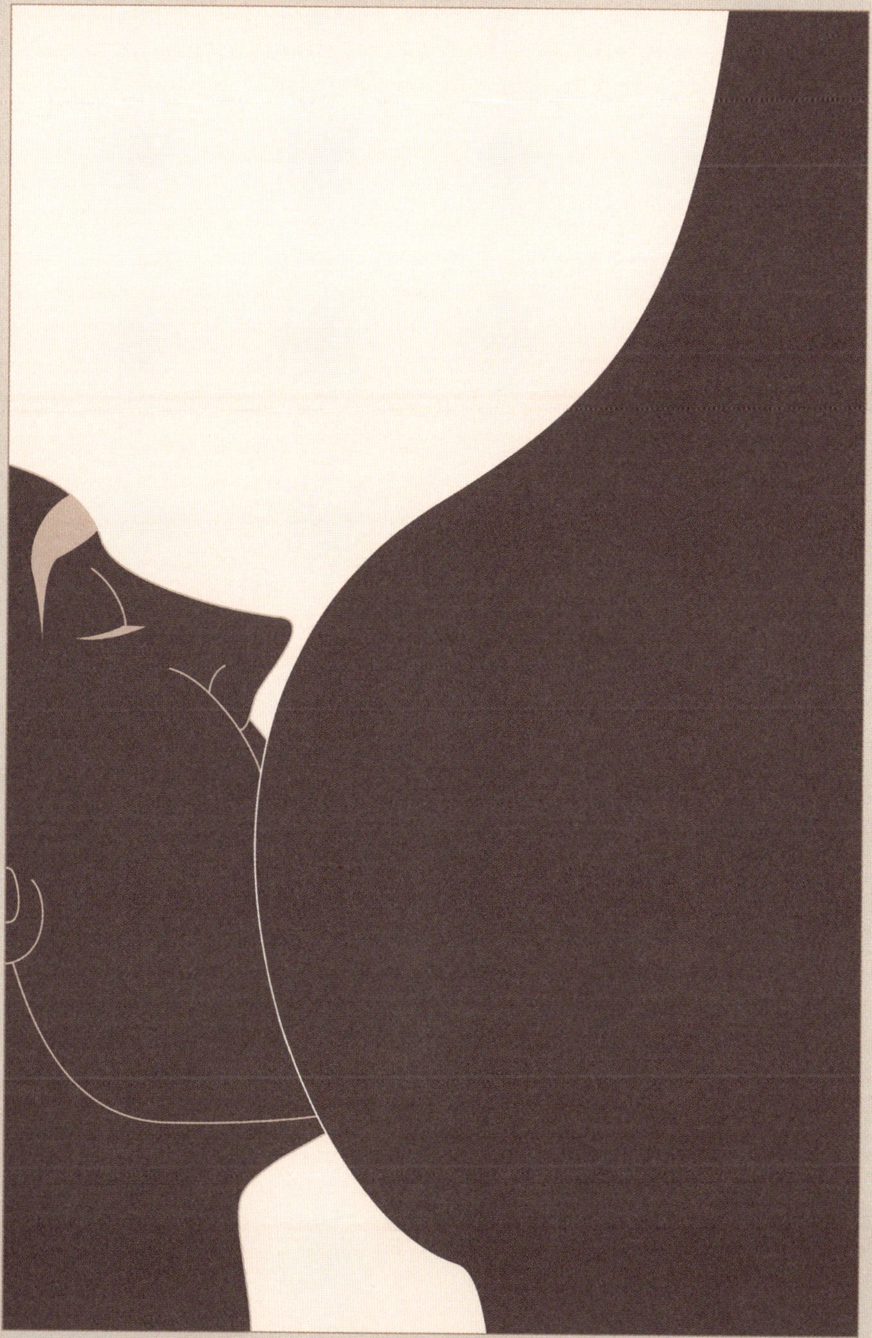

Versuchen Sie Folgendes:

- Simulieren Sie das Gefühl eines Rim-Jobs, indem Sie beim Masturbieren sanft Ihre Rosette reiben (Gleitmittel verwenden). Wenn es Ihnen gefällt, können Sie es Ihrem Partner oder Ihrer Partnerin verraten. (Vergessen Sie nicht, sich die Hände zu waschen, bevor Sie die Harnröhre oder die Vagina berühren.)

- Wenn Ihr Partner oder Ihre Partnerin Ihren After lecken möchte, baden oder duschen Sie vorher zusammen. So sind Sie beide genau über die Hygiene des Partners im Bilde.

- Wenn Ihr Partner oder Ihre Partnerin auf dem Rücken liegt, legen Sie ein oder zwei Kissen unter seinen/ihren Po, damit der Anus etwas angehoben ist, und geben Sie ihm bzw. ihr einen Rim-Job, während er/sie sich selbst befriedigt.

59. Pseudo-Befruchtung

Wenn man bedenkt, dass der evolutionäre Zweck von Sex die Fortpflanzung ist, mutet es seltsam an, dass Befruchtung als Kink verpönt ist. Die meisten sexuell aktiven Menschen versuchen, nicht schwanger werden bzw. verhüten gezielt. Außerdem wird in vielen Kulturen jeder Zusammenhang zwischen Kinderkriegen und Sexualität stigmatisiert. Daher ist Schwängern(lassen) eine emotional sehr aufgeladene Fantasie.

Es gibt viele Gründe, Schwängern sexy zu finden, zumindest in der Theorie. Der Austausch von Körperflüssigkeiten ist immer etwas Intimes und manchmal fast so aufregend wie Russisch Roulette (vorher den eignen STI-Status und den Ihres Partners oder Ihrer Partnerin prüfen lassen). Jemanden zu schwängern gibt Ihnen viel Macht über die andere Person, zum Beispiel in Metakonsens-Szenen, in denen eine Person vorgibt, die andere ohne deren Zustimmung oder sogar ohne deren Wissen zu schwängern. Sie können dieses Szenario auch umdrehen, indem Sie jemanden „zwingen“, Sie zu schwängern oder ihn zu diesem Zweck „austricksen“. Diese Situationen wären im wirklichen Leben tragisch, können aber in Kink-Szenen großen Spaß machen. Wenn Sie wirklich nicht schwanger werden wollen, sollten Sie natürlich Verhütungsmaßnahmen treffen.

Versuchen Sie Folgendes:

- Dirty Talk ist eine einfacher Einstieg in diesen Kink, ohne ihn in die Tat umzusetzen. Flüstern Sie der anderen Person beim Sex schmutzige Dinge über eine Befruchtung ins Ohr, selbst wenn es aufgrund von Verhütungsmaßnahmen oder anderer Faktoren unwahrscheinlich oder unmöglich ist.

- Wenn Sie Kondome zur Empfängnisverhütung verwenden, sich aber dort unten „echter“ fühlen wollen, damit Ihre Befruchtungsfantasien glaubwürdiger sind, geben Sie etwas Gleitmittel in die Spitze des Präservativs, um ein realistischeres Gefühl zu bekommen, oder benutzen Sie dünnere Gummis (japanische Kondome sind dafür bekannt, dass sie besonders dünn und strapazierfähig sind). Sie können Ihren Eisprung auch mit der Kalendermethode oder einer Zyklus-App nachverfolgen und das Kondom auch weglassen, wenn definitiv keine Gefahr droht. Sprechen Sie in jedem Fall mit Ihrem Gynäkologen oder Ihrer Gynäkologin darüber, ob diese Methode für Sie infrage kommt.

- Es gibt Dildos mit einem Röhrchen im Inneren, mit denen sich eine Ejakulation nachempfinden lässt, wenn sie mit „Cum Lube“ (ein Gleitgel, das aussieht und sich anfühlt wie Sperma) kombiniert werden. Damit können Sie sich eine Befruchtungsfantasie erfüllen, ohne tatsächlich Körperflüssigkeiten auszutauschen.

60. Beißen

Beißen ist ein erregender sadomasochistischer Akt und bei derbem, grobem Sex sehr beliebt. Zu den besonders gern gebissenen Körperpartien gehören Nacken, Schultern, Brüste, Arme, Oberschenkel und Lippen.

Mit Beißen lassen sich unterschiedliche Wirkungen erzielen: Leichtes Knabbern kann angenehm kribbeln und kitzeln, während ein plötzlicher, kräftigerer Biss einen scharfen, stechenden Schmerz auslöst, begleitet von einem Adrenalinstoß. Längeres festes Beißen kann sehr schmerzhaft sein und deutliche Spuren hinterlassen (siehe Prellungen).

Viele finden den ursprünglichen, animalischen Charakter des Beißens toll. Da es zwangsläufig körperliche Nähe erfordert, ist Beißen intimer als viele andere sadomasochistische Handlungen.

Vermeiden Sie besonders empfindliche Körperstellen wie Arterien und Sehnen. Einigen Sie sich auf ein Safe-Word und / oder üben Sie auf einer Schmerzskala von 1 bis 10 (siehe Sadismus). Verletzte Haut sollte desinfiziert und eventuell von einem Arzt oder einer Ärztin versorgt werden. Im Zweifelsfall gehen Sie beim nächsten Mal behutsamer vor.

Versuchen Sie Folgendes:

- Knabbern Sie beim Küssen an der Unterlippe Ihres Partners oder Ihrer Partnerin. Wenn ihm bzw. ihr das gefällt und er / sie mehr will, versenken Sie Ihre Zähne langsam in die Lippe, bis Sie richtig fest zubeißen. Halten Sie den Biss für ein paar Sekunden und lassen Sie dann los.

- Erkunden Sie den Körper Ihres Partners oder Ihrer Partnerin, um herauszufinden, an welchen Stellen er / sie am liebsten gebissen wird.

- Versuchen Sie mit der Erlaubnis Ihres Partners, Ihren Oralsex mit sehr leichtem Knabbern zu verfeinern. Konzentrieren Sie sich dabei vor allem

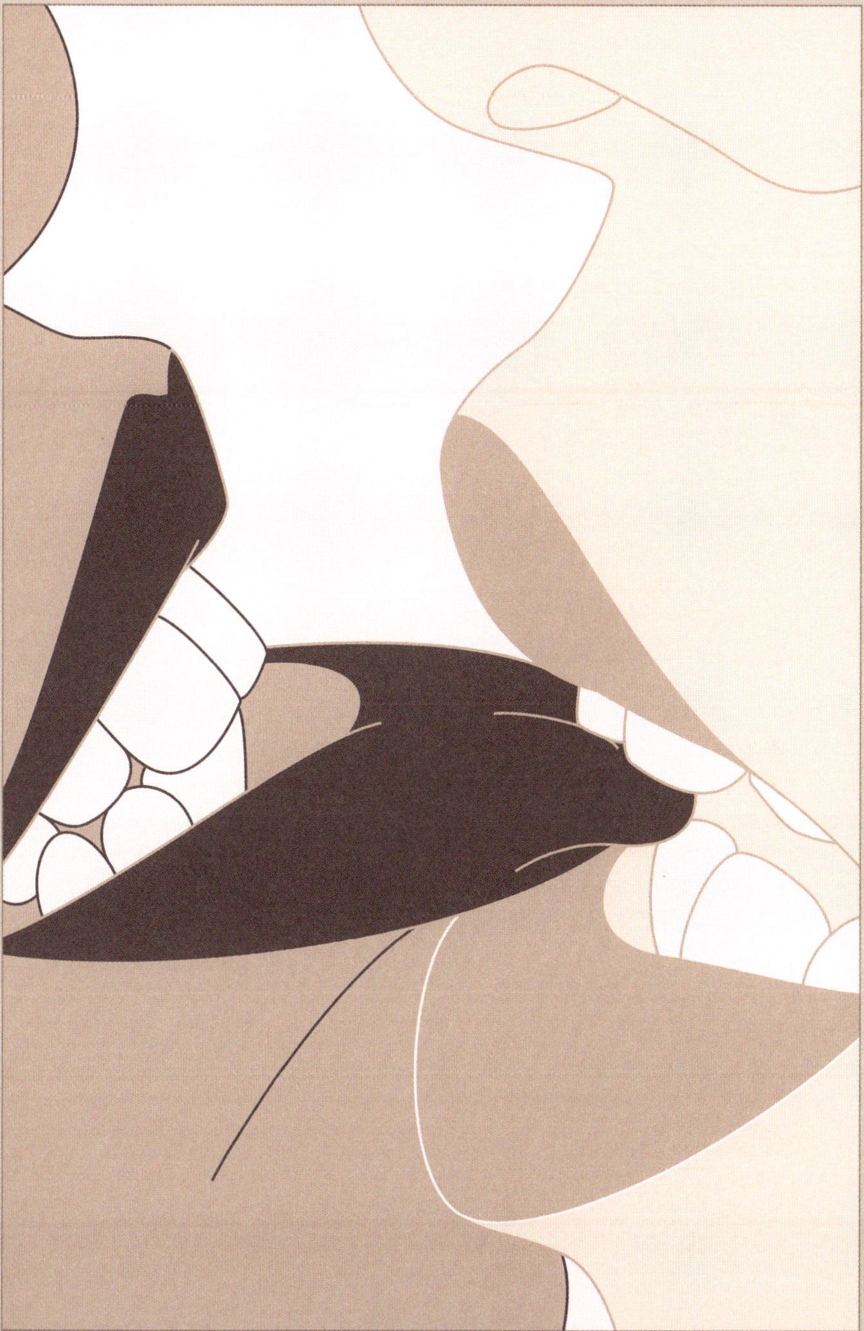

auf weniger empfindliche Bereiche wie die äußeren Schamlippen oder den unteren Teil des Penisschafts.

61. Genitalfetischismus

Die „Verehrung" von Penis und Vagina sind zwei Spielarten dessen, was als „Genitalfetischismus" bezeichnet wird: Oralsex in einer ehrfürchtigen, womöglich unterwürfigen Weise oder auch das Massieren, Riechen und Bewundern oder andere Liebkosungen der Genitalien.

Der Genitalkult unterscheidet sich vom Oralsex der Vanillewelt vor allem hinsichtlich der Intention und des Headspace (das gedankliche Hineinversetzen in eine bestimmte Rolle). Ein Kinkster kann die Genitalien der anderen Person auf unterschiedliche Weise verehren: als einen Akt der Huldigung, als Geste der Ehrerbietung, als „Bestrafung" (siehe Disziplinierung), oder er gibt dem Ganzen eine spirituelle oder religiöse Note. Sich ganz auf die Befriedigung einer anderen Person zu konzentrieren kann eine beruhigende Wirkung haben, sodass verunsicherte oder gestresste Menschen diesen Akt besonders genießen. Für die verwöhnte Person kann es sehr erregend sein, zu sehen und zu spüren, wenn sich der Partner oder die Partnerin so leidenschaftlich ihren Genitalien widmet. Viele von uns sind mit ihren Genitalien unzufrieden oder schämen sich dafür, sei es wegen ihrer Größe, ihres Geruchs, ihres Aussehens oder anderer Faktoren, und so kann es heilsam sein, wenn sie liebevoll behandelt werden.

Mit Dirty Talk, einer Augenbinde (siehe Erotischer Sinnesentzug), Handfesseln (siehe Bondage) oder einem Halsband mit Leine können Sie die Verehrung der Genitalien im Kink-Sinn noch sexyer gestalten.

Versuchen Sie Folgendes:

- Betrachten Sie Ihre eigenen Genitalien und achten Sie auf alle optischen und taktilen Details. Wenn Sie Ihre eigenen Geschlechtsteile mögen, hilft

Ihnen das, die Schönheit in den Genitalien anderer Menschen zu erkennen.

- Experimentieren Sie beim Oralsex mit verschiedenen Körperstellungen – sitzend, kniend, liegend, vielleicht sogar stehend –, bis Sie eine Position finden, die Sie länger bequem halten können.

- Legen Sie die Regel fest, dass der oder die Sub erst dann sexuell berührt wird, wenn er/sie den oder die Dom zum Orgasmus gebracht hat. Das sorgt dafür, dass die devote Person sich besonders darauf konzentriert, gute Arbeit mit der Hand oder dem Mund zu verrichten.

62. Küssen

Küssen ist eine der keuschesten Arten, romantische oder sexuelle Gefühle auszudrücken, aber es kann auch kinky sein: Durch Knabbern, Beißen, Fesseln, Atemspielen, Ohrfeigen, Haareziehen oder Rollenspielen mit Doms/Subs verlieren Küsse ihre Unschuld.

Die vielen Nervenbahnen in der Mundregion sind der Grund, warum sich Küssen so gut anfühlt und so erregend ist. Küssen kann den Ton für einen anschließenden Sexualakt setzen, sodass Sie und Ihr Partner oder Ihre Partnerin sich besser in Ihre Rollen in Kink-Szenen oder Machtspielchen hineinfinden können.

Küssen hat auch den Vorteil, dass es in der Öffentlichkeit wenig anstößig ist (je nachdem, wo und wen Sie küssen), sodass Sie Ihrem Partner oder Ihrer Partnerin Ihre Zuneigung zeigen können, ohne dass es von anderen besonders beachtet wird.

Versuchen Sie Folgendes:

- Wenn Ihr Partner oder Ihre Partnerin devot veranlagt ist, legen oder setzen Sie sich auf ihn bzw. sie und halten beim Küssen seine/ihre Handgelenke fest. Sie können ihn/sie auch gegen eine Wand drücken, wenn Sie lieber im Stehen küssen. Das sorgt für einen kleinen Bondage-Effekt.

- Nehmen Sie die Unterlippe Ihres Partners oder Ihrer Partnerin zwischen Ihre Lippen und geben Sie ihm/ihr mit Lippen und Zunge einen kleinen Vorgeschmack darauf, wie sich der Oralsex mit Ihnen anfühlen wird. Das funktioniert auch in der Öffentlichkeit sehr gut, sodass er oder sie gar nicht schnell genug mit Ihnen nach Hause kommt.

- Widmen Sie eine gewisse Zeit, vielleicht 20 Minuten, nur dem Küssen. Sie können sich durch die Kleidung berühren und verschiedene Kussstile und -positionen ausprobieren, aber konzentrieren Sie sich vor allem auf Ihre Knutscherei.

63. Rope Bondage

Beim Rope Bondage wird ein Seil kreativ und fast künstlerisch eingesetzt, um eine Person zu binden oder zu umwickeln. Diese ursprünglich aus Japan stammende Praxis wird auch als Kinbaku oder Shibari bezeichnet und gilt als erotische Kunstform, die ebenso schön wie praktisch ist.

Ein Seil kann verwendet werden, um Hand- oder Fußgelenke zu fesseln oder jemanden an einem Bett oder Stuhl festzubinden. Es lässt sich auch kunstvoll wie ein Harnisch oder Zaumzeug gebunden werden, um vor oder bei derbem Sex daran zu zerren. Der Akt des Fesselns geschieht oft langsam und meditativ und fördert die Entspannung und die Intimität zwischen den Beteiligten sowie den Übergang in den Subspace, den veränderten Bewusstseinszustand. Ein langes Seil ist außerdem vielseitig und kann sowohl Handschellen als auch Gurte ersetzen.

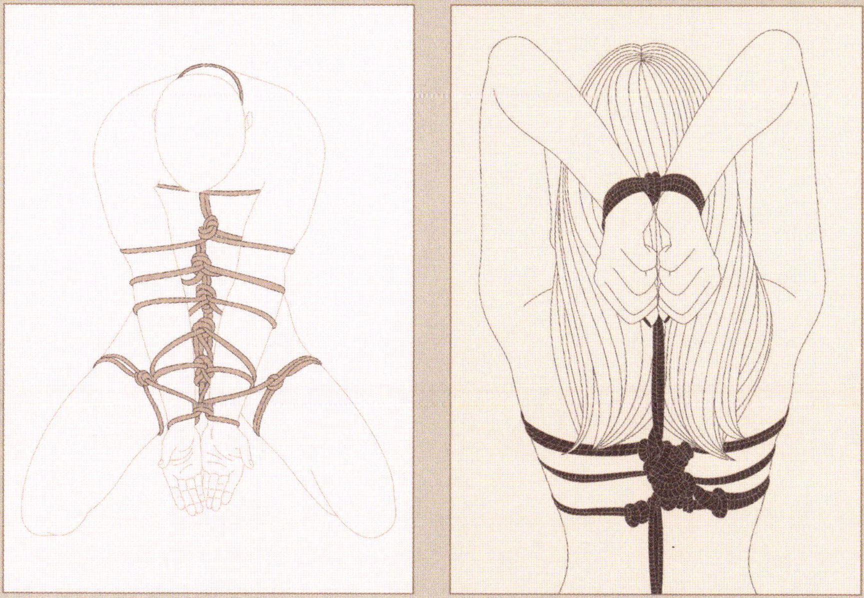

Rope Bondage kann auch sadomasochistische Züge haben, wenn Sie etwa ein besonders grobes Seil verwenden oder einen Knoten harsch über die Haut ziehen. Seile aus natürlichen Materialien wie Jute, Hanf und Baumwolle sind besonders gut geeignet für Rope Bondage. Lassen Sie beim Binden genügend Spiel, sodass Sie mühelos zwei Finger zwischen Seil und Körper stecken können, damit der Körper weiter gut durchblutet wird. Halten Sie für den Notfall immer eine Schere griffbereit.

Versuchen Sie Folgendes:

- Nehmen Sie an einem Rope-Bondage-Workshop für Anfänger teil, denn die Fesseltechnik lässt sich am besten (und sichersten) durch praktischen Anschauungsunterricht erlernen.

- Wenn das nicht möglich ist, schauen Sie sich Tutorials im Internet an oder besorgen Sie sich ein

Buch zum Thema Fesseln für Anfänger. Neulingen wird empfohlen, zunächst nur ein Körperteil zu fesseln und einen einfachen Brustgurt anzulegen.

- Kaufen Sie ein paar geeignete Seile und üben Sie. Manche Fesselungen lassen sich am eigenen Körper anlegen, für andere brauchen Sie eine zweite Person.

64. Quickies

Ein Quickie ist ein schneller sexueller Akt, der nicht immer der Zeitknappheit geschuldet sein muss, denn viele Pärchen treiben es ganz bewusst mal schnell und heftig.

Wer etwas länger braucht, um auf Touren oder zum Höhepunkt zu kommen, steht vielleicht nicht auf Quickies, aber eben dadurch können sie bei Kink-Spielen zum sexuellen Vergnügen beitragen. Eine devote Person kann großen Spaß daran haben, den oder die Dom zu befriedigen, auch wenn sie selbst nicht befriedigt wird (und erst beim nächsten Mal, wenn der Sex wieder länger ist, auf ihre Kosten kommt). Man kann auch ohne Orgasmus Spaß am Sex haben.

Sie können einen Quickie reibungsloser gestalten, indem Sie Gleitmittel verwenden (es bleibt schließlich nicht viel Zeit, um feucht zu werden), Kleidung tragen, bei der man einfach an den Genitalbereich kommt, und vielleicht sogar den Timer einstellen, der Ihnen anzeigt, bis wann Sie fertig sein müssen.

Versuchen Sie Folgendes:

- Holen Sie Ihre Lieblingspornos, Sextoys und andere Hilfsmittel für den Solosex heraus – oder benutzen Sie nur Ihre Hand, wenn das eher Ihr Stil ist –, und achten Sie darauf, wie schnell Sie sich selbst zum Orgasmus bringen können. Was ist Ihr persönlicher Rekord?

- Wenn Ihnen und Ihrem Partner oder Ihrer Partnerin das nächste Mal nur wenig Zeit für Sex bleibt, schicken Sie ihm oder ihr vorher heiße Textnachrichten, um Sie beide in Stimmung zu bringen. Wenn es schnell zur Sache gehen soll/muss, bleibt das Vorspiel zwar auf der Strecke, aber man kann sich auch auf andere Weise auf Touren bringen.

- Für die ganz Kurzentschlossenen: Wie wäre es mit einem Quickie oder einer kleinen Solonummer in Verbindung mit einem Toilettengang bei einem Date in einem Restaurant oder einer Bar. Stellen Sie nur sicher, dass Sie niemanden belästigen oder unbeteiligte Zuschauer kompromittieren.

65. Cuckolding

Im Kink-Kontext bedeutet Cuckolding (einvernehmlichen) Sex mit einer anderen Person als dem eigenen festen Partner oder der eigenen Partnerin, manchmal direkt vor dessen bzw. deren Augen. Hat ein Mann mit einer anderen als seiner eigenen Frau Sex, wobei Letztere das Geschehen verfolgt, wird dies als Cuckqueaning oder Cuckqueening bezeichnet.

Für viele, die es genießen, auf diese Art Hörner aufgesetzt zu bekommen, besteht der Hauptreiz in der erotischen Demütigung und im emotionalen Masochismus. Betrogen zu werden, ist eine enorme Erniedrigung, aber durch Kink kann dieses Gefühl in etwas Einvernehmliches und Aufregendes verwandelt werden – oft gewürzt mit Dirty Talk darüber, wie erbärmlich und sexuell unbefriedigend der Cuckold (der Gehörnte) ist. Voyeuristisch Veranlagte genießen es vielleicht, ihren Partner bzw. ihre Partnerin beim Sex mit einer anderen Person zu beobachten, weil es eine andere Perspektive bietet.

Wenn Sie ein Cuckold-Szenario mit einer anderen Person spielen wollen, sollten Sie die Wünsche, Bedürfnisse und Grenzen

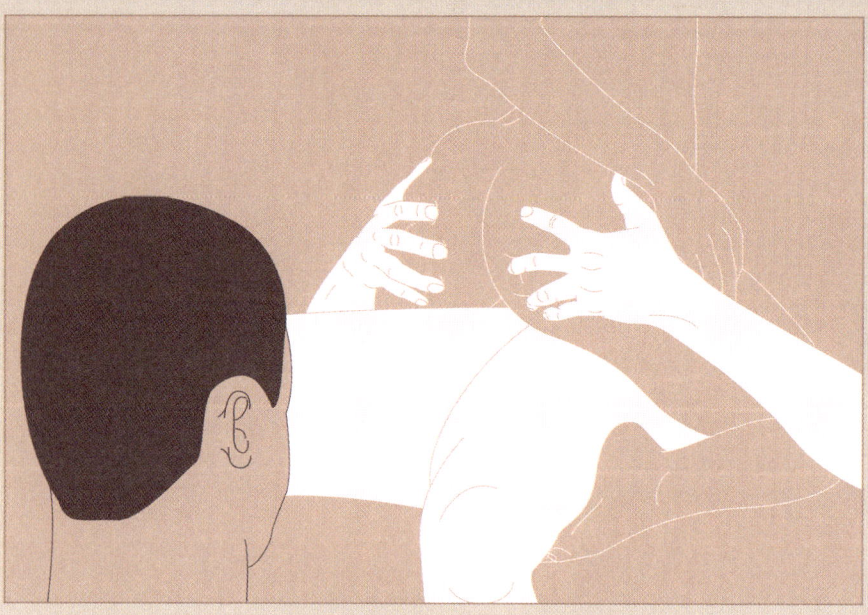

aller Beteiligten vorher ausführlich besprechen. Möglicherweise brauchen Sie eine besonders ausführliche Nachsorge und Gespräche, um der emotionalen Intensität und Komplexität dieses Kinks gerecht zu werden. Sie müssen jedoch nicht unbedingt eine dritte Person in Ihr Schlafzimmer einladen, sondern können diese Fantasie auch durch Dirty Talk und ihre gemeinsame Vorstellungskraft ausleben.

Versuchen Sie Folgendes:

- Stellen Sie sich beim Solosex vor, dass jemand, den bzw. die Sie sexuell attraktiv finden, Sex mit jemand anderem hat, während Sie zuschauen. Wie fühlen Sie sich dabei?

- Für eine harmlosere Version des Cuckolding masturbieren Sie mit einem Sexspielzeug vor den Augen Ihres Partners oder Ihrer Partnerin und schwärmen Sie davon, wie viel Spaß Ihnen das Spielzeug bereitet und dass es Sie besser befriedigt als Ihr Partner/Ihre Partnerin (auch wenn's nicht stimmt). Ihr Partner bzw. Ihre Partnerin sollte natürlich Bescheid wissen und einverstanden damit sein.

- Wenn Sie noch nicht bereit sind, jemand anderen in Ihr Sexleben einzubeziehen oder es nicht wollen, versuchen Sie sich stattdessen beim Sex an Dirty Talk zu dieser Vorstellung. Was würde die andere Person tun, wenn sie an Ihrer Stelle wäre?

66. Tierspiele

Beim Tierspiel geben eine oder mehrere Personen vor, ein Tier zu sein. Manche genießen das enthemmende Gefühl und die ungezähmte Natur, sich wie ein Tier zu verhalten, oder sie empfinden es als erotisch erniedrigend oder entwürdigend, besonders wenn sie dazu „gezwungen" werden, sich wie ein Tier zu gebärden, etwa auf allen vieren zu gehen oder Wasser aus einer Schüssel auf dem Boden zu trinken. Es mag ein Machtgefälle zwischen Dominanz und Unterwürfigkeit im Spiel sein, vor allem, wenn eine Person als „Dompteur" oder „Tierhalter" (siehe Disziplinierung) agiert. Manche Paare ziehen es vor, wenn beide in Tierrollen schlüpfen, sei es beim liebevollen Kuscheln, beim Raufen (siehe Wrestling, Beißen) oder bei der Paarung.

Requisiten und Kostümteile wie Maulkörbe für Hunde, Leinen und Butt-Plug mit Tierschwanz können Tierspiele noch intensiver gestalten. Gepolsterte Handschuhe und Knieschoner verringern die Belastung der Gelenke beim Herumkrabbeln auf dem Boden.

Versuchen Sie Folgendes:

- Sexy Katzenkostüme sind ziemlich leicht zu bekommen, besonders vor Halloween oder Karneval. Ziehen Sie eins an, wenn Sie Sex haben, und achten Sie

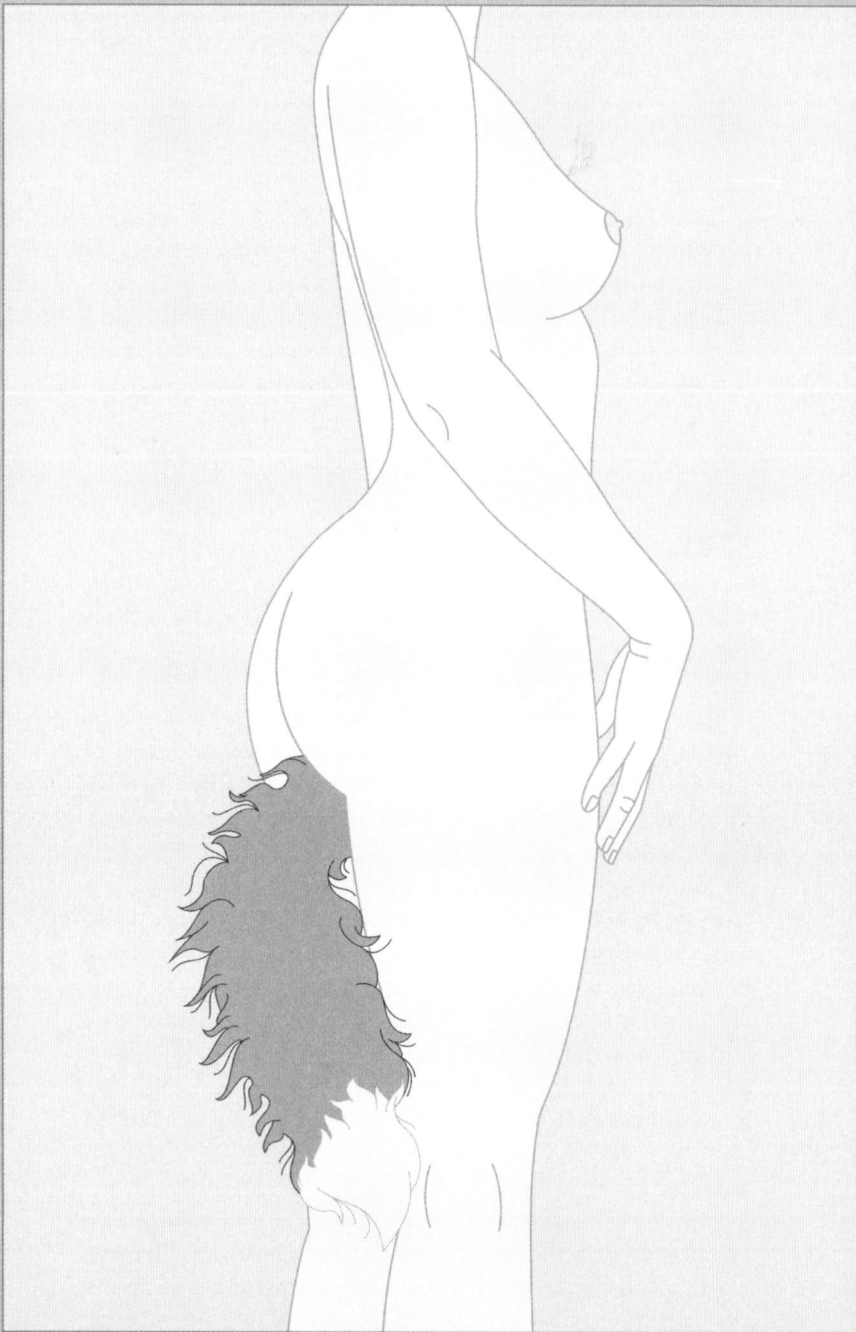

darauf, wie Sie (und Ihr Partner oder Ihre Partnerin) sich dabei fühlen.

- Legen Sie Ihrem Partner oder Ihrer Partnerin vor dem Sex ein Halsband mit Leine an und ziehen Sie ab und zu daran, um ihn bzw. sie in die gewünschte Richtung oder Position zu lenken.

- Hatten Sie einen langen, harten Tag? Machen Sie es sich neben Ihrem Partner oder Ihrer Partnerin bequem und lassen Sie sich von ihm bzw. ihr streicheln. Vielleicht finden Sie es entspannend, sich für eine Weile in das unkomplizierte Wesen eines Haustieres, das sich auf dem Schoß einer Person zusammenrollt, zu versetzen.

67. Impact Play

Unter Impact Play versteht man das Schlagen einer anderen Person zur sexuellen Erregung. Zu den vielen Methoden gehören Spanking, Paddling, Flogging, Caning, Whipping, Punching und Face-Slapping.

Viele Sadisten und Masochisten lieben Impact Play, denn es ist eine der einfachsten Arten, einer Person Schmerzen zuzufügen, schafft klare Machtverhältnisse in Rollenspielen und ist abwechslungsreich hinsichtlich der Hilfsmittel und der Positionen. Der Schmerz setzt Endorphine frei, und wenn Körperzonen um den Genitalbereich geschlagen werden, zum Beispiel Oberschenkel oder Po, können die dort empfundenen Vibrationen sehr erregend sein; manche kommen auf diese Weise sogar zum Orgasmus.

Wie bei den meisten Schmerzspielen ist es ratsam, zunächst nur leicht zu schlagen und die Intensität langsam zu steigern. Empfehlenswert sind Safe-Words und Rückfragen nach der Befindlichkeit, um zu gewährleisten, dass Sie die Schmerzgrenze der geschlagenen Person nie überschreiten. Vermeiden Sie knöcherne oder empfindliche Stellen wie Wirbelsäule und Rumpf, wo sich die inneren Organe befinden. Schlagen Sie in erster Linie auf breite, fleischige Stellen wie Hintern oder Oberschenkel.

Versuchen Sie Folgendes:

- Experimentieren Sie ein wenig, um herauszufinden, ob Sie schneidende oder dumpfe Schmerzen bevorzugen. Ein schneidender Schmerz ist scharf wie eine Ohrfeige und kann mit einem schlanken oder leichten Hilfsmittel wie einer Gerte oder einem Stock ausgelöst werden. Ein dumpfer Schmerz, wie ein Boxhieb, wirkt tiefer nach und lässt sich am besten mit schweren, breiteren Utensilien erzielen.

- Kaufen Sie Küchenutensilien, die sich auch für Kink-Spielchen eignen. Beliebte Utensilien sind Pfannenwender, Kochlöffel oder Holzbrettchen. Suchen Sie nach Gegenständen mit gutem Griff (damit sie Ihnen nicht aus der Hand fliegen), ohne scharfe Kanten oder raue Flächen. Testen Sie dann zu Hause Ihr neues Spielzeug.

- Legen Sie sich ein paar Hilfsmittel zurecht und probieren sie der Reihe nach bei einem Impact Play aus, zusätzlich zu Ihrer Faust und zur offenen Handfläche.

68. Menschliche Möbel

Eine Form der sexuellen Objektifizierung ist das Spiel mit menschlichen Möbeln, bei dem eine – in der Regel unterwürfige – Person vorgibt, ein Möbelstück zu sein, auf das sich die andere setzen, Gegenstände darauf ablegen oder anderweitig benutzen kann. Die dominante Person kann auf ihre „Möbel“ einwirken, mit ihnen sprechen oder sie überhaupt nicht beachten, je nachdem.

Manche genießen diese Form der Vergegenständlichung und das damit einhergehende Gefühl, „weniger wert“ und unbedeutend zu sein (siehe Ignorieren, Objektifizierung). Die Notwendigkeit stillzuhalten, kann ein angenehm unterwürfiges Gefühl erzeugen. Manche Subs mögen es, eine Funktion für ihre Doms zu haben, die sich auf sie setzen oder einen Gegenstand auf ihnen abstellen können (siehe Service). Sadisten und Masochisten genießen den Schmerz und das Unbehagen, das aus dem langen Verharren in einer bestimmten Haltung resultiert.

Eine emotional bekräftigende Nachsorge ist für Kinkster, die vergegenständlicht oder entmenschlicht werden, besonders wichtig. Hilfreich sind auch Heizkissen, Arnika-Salbe, Badesalz oder andere Maßnahmen zur Behandlung von Schmerzen und steifen Gliedmaßen nach der Szene. Reden Sie im Vorfeld auch über eventuelle gesundheitliche Einschränkungen oder Beschwerden.

Versuchen Sie Folgendes:

- Knien Sie neben Ihrem Partner oder Ihrer Partnerin, damit er/sie Sie wie einen Beistelltisch nutzen kann. Macht Sie das an?

- Gehen Sie auf alle viere, um Ihrem Partner oder Ihrer Partnerin als Fußschemel dienen zu können. Wenn Sie nicht gänzlich ignoriert werden möchten, können Sie sich aus einem Buch oder einer Zeitschrift vorlesen lassen, um in einen kontemplativen, fast meditativen Zustand zu versinken. Für zusätzliche Erniedrigung ziehen Sie sich nackt aus.

- Ebenfalls auf allen vieren halten Sie Ihren Rücken möglichst gerade, um als Tisch dienen zu können. Wenn ein Gegenstand, den Ihr oder Ihre Dom darauf abgestellt hat, herunterfällt, haben Sie vielleicht eine „Bestrafung“ verdient …

69. An den Haaren ziehen

Zusammen mit Kratzen, Beißen und Schlagen kann das Ziehen an den Haaren zu hartem, grobem Sex dazugehören. Es ist eine einfache Anfängermethode, ein wenig Kink und Schmerz ins Sexleben zu bringen, aber viele routinierte Kinkster genießen es auch.

Eine Person, die an den Haaren gehalten wird, kann sich kaum schmerzfrei bewegen. Daher ist es eine gute Möglichkeit für einen oder eine Dom, den oder die Sub während einer Szene körperlich zu kontrollieren – vor allem wenn er/sie „aufmüpfig" ist und im Zaum gehalten werden muss. Das Ziehen an Haaren lässt sich auch gut mit anderen Kinks wie Objektifizierung und Dollification (siehe dort) kombinieren.

Packen Sie sie Haare am Ansatz, da sich unter der Kopfhaut viele Nervenzellen befinden, die auf diese Weise stimuliert werden. Außerdem kommt es weniger zu Haarbruch. Klären Sie

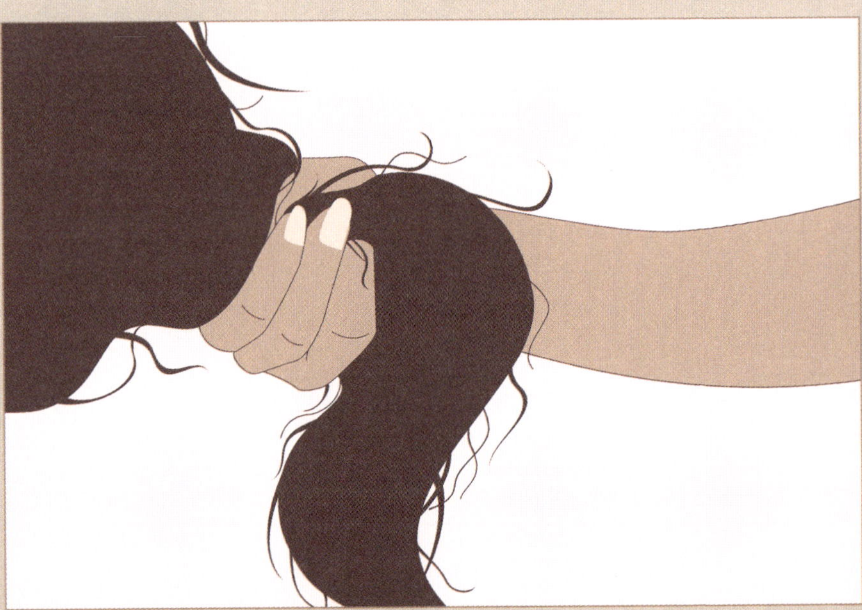

im Vorfeld unbedingt ab, ob die andere Person an den Haaren gezogen werden möchte, und zerren Sie niemals so stark, dass der Nacken unverhältnismäßig stark belastet wird oder Haare büschelweise ausgerissen werden.

Versuchen Sie Folgendes:

- Wenn Sie jemandem an den Haaren ziehen wollen, üben Sie zuerst an sich selbst, damit Sie wissen, was Sie tun. Fahren Sie mit den Fingern ins Nackenhaar und greifen die Haare am Haaransatz. Vermutlich müssen Sie gar nicht heftig ziehen, um einen ordentlichen Schmerz zu verspüren.

- Greifen Sie im Nacken ins Haar Ihres Partners oder Ihrer Partnerin, während er/sie Sie oral befriedigt, um ihn/sie an die gewünschten Stellen zu lenken oder kurz auf Abstand zu halten.

- Bereichern Sie ein Spanking oder andere sadomasochistische Kinks durch das gelegentliche Ziehen an den Haaren. Das erinnert die unterwürfige Person, sich auf die dominante zu konzentrieren, und lenkt eventuell auch von anderen Schmerzempfindungen ab.

70. Disziplinierung

Sie haben vielleicht schon einmal übertriebene „Disziplinierungen“ in Filmen oder Pornos gesehen – ein „böses“ Schulmädchen, das über dem Pult versohlt wird, oder eine Domina, die ihren Kunden auspeitscht, weil er zu frech war –, aber auch im echten Leben und ohne Kostüme kann Disziplinierung ein erfüllender Teil einer Beziehung zwischen Dom und Sub oder überhaupt in einer Kink-Szene sein. Disziplinierung kann körperlich erfolgen, z. B. durch Spanking (Poschläge) oder Caning (Stockschläge), oder psychologischer Natur sein, zum Beispiel wenn die bestrafte Person eine

Zeitlang in die Büßerecke gestellt wird oder einen Aufsatz darüber schreiben muss, was sie falsch gemacht hat.

Das „D" in BDSM steht für Disziplinierung (sowie Dominanz), die für viele Menschen in der Kink-Community von zentraler Bedeutung ist. Obwohl das Wort oft synonym mit Bestrafung verwendet wird, ist es nicht durchweg negativ besetzt – ein Elternteil, das sein Kind dazu zwingt, die Hausaufgaben zu machen, ist zum Beispiel ein Versuch, es *positiv* zu beeinflussen. Disziplinierung kann Teil der „Schulung" einer unterwürfigen Person sein, um zu lernen, der dominanten Person besser zu dienen. Sie kann auch dazu genutzt werden, dem bzw. der Sub Gewohnheiten einzutrichtern, die ihm bzw. ihr selbst dienen: Er/sie wird bestraft, wenn beispielsweise er/sie sich selbst zu stark kritisiert oder eine Deadline verpasst. Natürlich sollten alle „Bestrafungen" einvernehmlich sein, sonst sind sie einfach nur grausam.

Einige Kinkster unterscheiden zwischen „Spaßbestrafungen" (Strafen, die der/die Sub genießt) und „echten" Strafmaßnahmen. Eine unterwürfige Person auf eine Art zu bestrafen, der sie zugestimmt hat, die sie aber eigentlich hasst, kann als Metakonsens, als „einvernehmliche Nichteinwilligung" betrachtet werden und sollte erfahrenen Kinkstern überlassen werden, die mit psychologisch heiklen Spielchen vertraut sind.

Versuchen Sie Folgendes:

- Ein leichter Einstieg in diesen Kink ist eine Szene, bei der Disziplin eine Rolle spielt, beispielsweise zwischen Lehrer und Schüler oder Eltern und Kind. Dadurch werden die echten Schuld- und Schamgefühle umgangen, die entstehen, wenn man straft bzw. bestraft wird, auch wenn diese Disziplinierung ursprünglich einvernehmlich war.

- Wenn Ihr Partner oder Ihre Partnerin sich etwas Positives vorgenommen hat – etwa mehr Sport zu treiben – und er/sie dabei Motivation und Anreize haben möchte, setzen Sie sich zusammen und legen Sie angemessene Belohnungen und Bestrafungen für das (Nicht-)Erreichen von Zielen fest.

- Geben Sie einer unterwürfigen Person eine Aufgabe, an der sie mit ziemlicher Sicherheit scheitern wird – zum Beispiel sich in unter 15 Sekunden nackt auszuziehen –, als Vorwand, ihr eine „Spaßbestrafung" zu verabreichen.

71. Exhibitionismus

Exhibitionismus bedeutet, sich vor mindestens einem Zuschauer zu entblößen oder sexuelle Handlungen an sich vorzunehmen, um sich selbst zu erregen. Leider geschieht das oft nicht im gegenseitigen Einverständnis, aber es kann harmlos sein und Spaß machen, wenn es Teil einer einvernehmlichen Kink-Szene ist.

Exhibitionistisch veranlagte Personen mögen es, an öffentlichen Orten zu masturbieren oder Sex zu haben, sich im Internet zu zeigen, Nacktfotos zu verschicken und dergleichen. Bewundert zu werden und im Mittelpunkt zu stehen, ist für viele der Hauptanreiz, obwohl einige es genießen, wenn andere entrüstet oder angewidert auf ihre Zurschaustellung reagieren, besonders wenn sie auf Demütigung stehen. Manche lieben auch das Risiko, möglicherweise von der Staatsgewalt auf frischer Tat ertappt zu werden.

Die perfekte Ergänzung zu exhibitionistischen Personen sind voyeuristische Menschen. Wenn Sie sich gern zur Schau stellen und jemanden finden, der dabei zusehen möchte, könnten Sie ein ziemlich gutes Paar werden.

Versuchen Sie Folgendes:

- Freunden Sie sich mit Exhibitionismus an, indem Sie sich beim Solosex mit Ihrer Webcam oder Handykamera filmen. Stellen Sie sich vor, dass Sie beobachtet werden, und ziehen Sie eine Show ab. Sie können das Video danach sofort löschen, sich anschauen oder an Ihren Partner oder Ihre Partnerin schicken (mit seinem/ihrem Einverständnis).

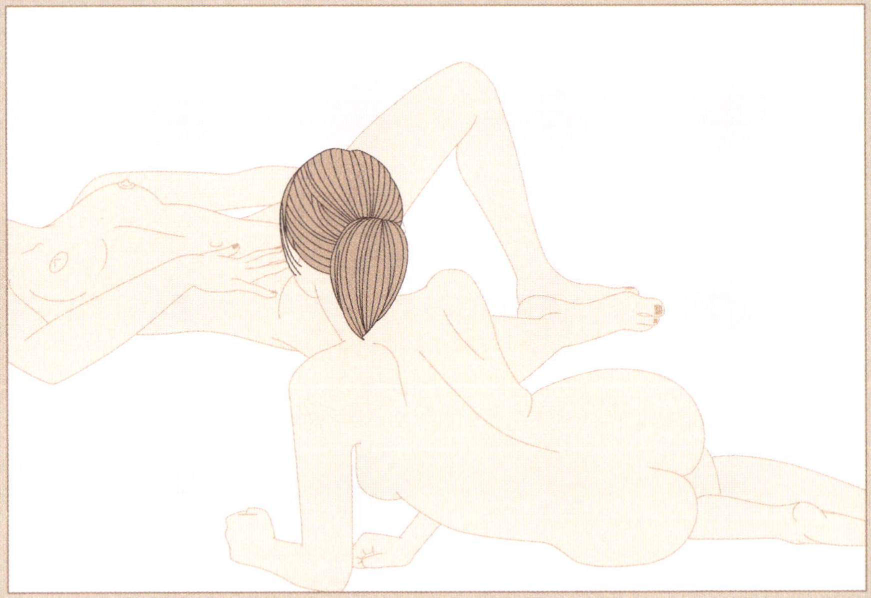

- Gehen Sie an einen FKK-Strand, in eine Sauna, einen Sexclub oder wo auch immer Nacktheit üblich ist. Nutzen Sie die Gelegenheit, um zu üben, sich in Gegenwart anderer Menschen nackt wohlzufühlen. Macht Sie das an?

- Haben Sie Sex oder masturbieren Sie bei geöffneten Vorhängen in einem Hotelzimmer. Wenn Ihr Zimmer hoch genug liegt oder nicht leicht einsehbar ist, können Sie dies tun, ohne beobachtet zu werden, aber es gibt Ihnen trotzdem den Nervenkitzel des Exhibitionismus.

72. Butt-Plug

Mit der zunehmenden Beliebtheit des Analspiels sind auch entsprechende Sextoys, Butt-Plugs (Analstöpsel) & Co. immer gefragter. Sie bestehen meist aus Silikon, Glas oder Metall und werden zur sexuellen Erregung in den Anus eingeführt; einige vibrieren auch, um die empfindlichen Nervenenden im Rektum zusätzlich zu stimulieren. Gut geformte Butt-Plugs verjüngen sich am oberen Ende, um das Einführen zu erleichtern, während das untere Ende breiter ausgeformt ist, damit der Stöpsel bequem im Rektum sitzt, und keinesfalls darin verschwinden kann (Sie wollen schließlich nicht wegen eines kleinen Sexunfalls ins Krankenhaus).

Im Gegensatz zu anderen einführbaren Toys, wie Analkugeln und Dildos, sind Butt-Plugs nicht dazu gedacht, im Körper bewegt zu werden (obwohl das natürlich möglich ist). Ihr Hauptzweck ist, im Körper zu bleiben und gleichbleibenden Druck auf Prostata, Vaginalwand oder andere empfindliche Zonen auszuüben.

Die einfache Anwendung macht Butt-Plugs zu einer guten Wahl für Fans sexuellen Multitaskings. Sie können ihn beim Vaginalsex, Oralsex, Spanking oder anderen Praktiken tragen, von denen Sie meinen, dass sie dadurch noch besser werden.

Analstöpsel sind auch eine beliebte Wahl für heimliche Spielchen in der Öffentlichkeit und können beim Einkaufen, im Meeting oder in der Warteschlange auf dem Amt getragen werden – so wird jede Erledigung gleich viel prickelnder. Verwenden Sie beim Einführen Gleitmittel und schmieren bei Bedarf auch nach. In einer D/s-Beziehung kann ein/eine Dom seinem/ihrem Sub sogar befehlen, in bestimmten Situationen einen Butt-Plug zu tragen, um sich auf die Erregung zu konzentrieren, ihn/sie leicht in Verlegenheit zu bringen und ihn daran zu erinnern, wer das Sagen hat.

Versuchen Sie Folgendes:

- Besorgen Sie sich einen kleinen Butt-Plug aus Silikon (das Material ist weich und leicht zu reinigen), schmieren Sie ihn ein und tragen Sie ihn ein oder zwei Stunden im Haus, um sich an das Gefühl zu gewöhnen.

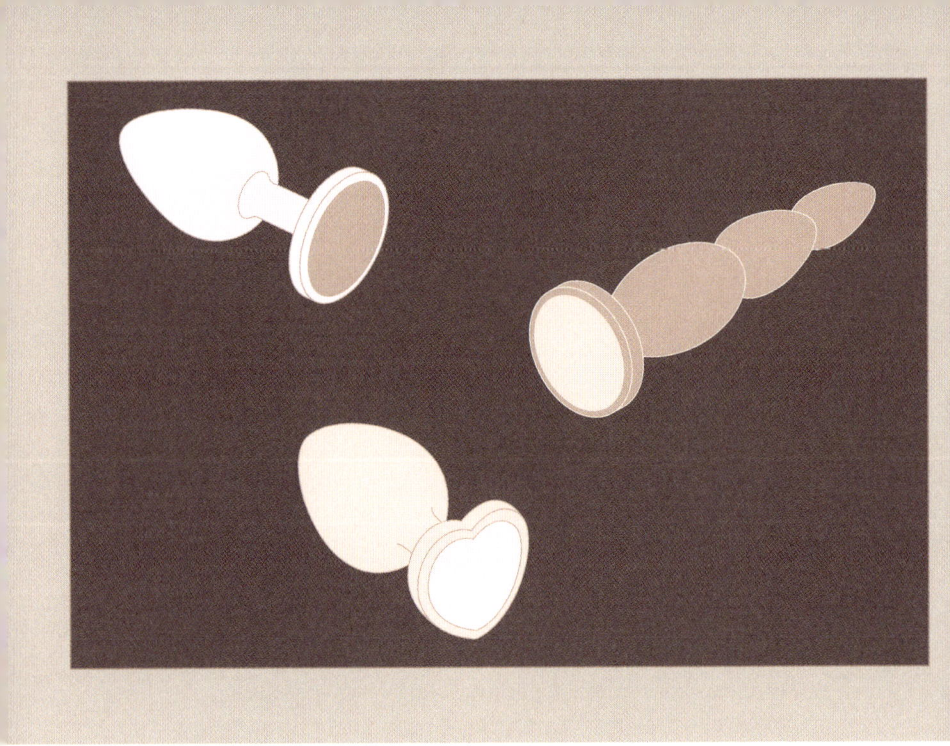

- Tragen Sie beim Masturbieren einen Butt-Plug. Wenn Sie einen Vibrator verwenden, halten Sie ihn an das untere Ende des Butt-Plugs, damit auch im Rektum eine angenehm erregende Vibration zu spüren ist.

- Schieben Sie sich einen Butt-Plug ein, bevor Sie Ihren Partner oder Ihre Partnerin oral befriedigen. Vielleicht spürt sie oder er, dass Sie besonders motiviert sind, wenn ein Sextoy in Ihnen steckt.

73. Kostüme

Eine Kostümierung hilft, sich schneller und besser in eine bestimmte Rolle hineinzuversetzen, was auch in Kink-Szenen von

Vorteil sein kann. Egal, ob als Krankenschwester, Superheld, Kätzchen oder etwas ganz anderes: Wer sich eine Weile in ein anderes Wesen verwandelt, findet sich selbst vielleicht sexyer und wirft seine Hemmungen über Bord.

Einige Kostüme sind von Natur aus besonders erotisch, zum Beispiel ein hautenger Latex-Catsuit oder ein perfekt sitzender Smoking. Andere machen scharf, weil sie mit Dominanz, Unterwürfigkeit, Sadismus, Jugend oder andere Fetischen assoziiert werden, etwa eine Militär- oder Schulmädchenuniform. Manche Kostüme mögen für bestimmte Personen besonders reizvoll sein, weil sie Assoziationen mit dem dargestellten Charakter wecken: Wenn Ihr erster Schwarm die Zeichentrickfigur Jessica Rabbit war, könnte es Ihnen gefallen, eine Partnerin in diesem Outfit zu sehen.

Grundsätzlich sind Kostüme für Rollenspiele und Szenen nicht unbedingt nötig, aber sie sind gute Hilfsmittel, um lustige Persönlichkeiten zu erschaffen, mit denen Sie spielen können.

Versuchen Sie Folgendes:

- Stellen Sie mit Ihren eigenen Kleidungsstücken ein Outfit zusammen, das Ihrer Vorstellung nach eine bestimmte Persönlichkeit zum Ausdruck bringt, und wenn es nur eine jüngere oder ältere Version Ihrer selbst ist. Tragen Sie es bei einem Date und beobachten Sie, wie Sie sich dabei fühlen.

- Wenn Sie das nächste Mal eine Kostümparty besuchen, wählen Sie ein Outfit, das Sie antörnt, und haben Sie – noch im Kostüm – (Solo-)Sex, wenn Sie wieder zu Hause oder anderweitig privat sind. Wenn Sie sich selbst dabei zusehen wollen, treiben Sie es vor einem Spiegel.

- Suchen Sie in Secondhandläden und Army Shops nach authentischen Uniformen, die Sie in einem Rollenspiel verwenden können. Fühlen Sie sich eher wie ein Pfadfinderin oder ein Feldwebel, der seine Rekruten drillt und an die Kandarre nimmt?

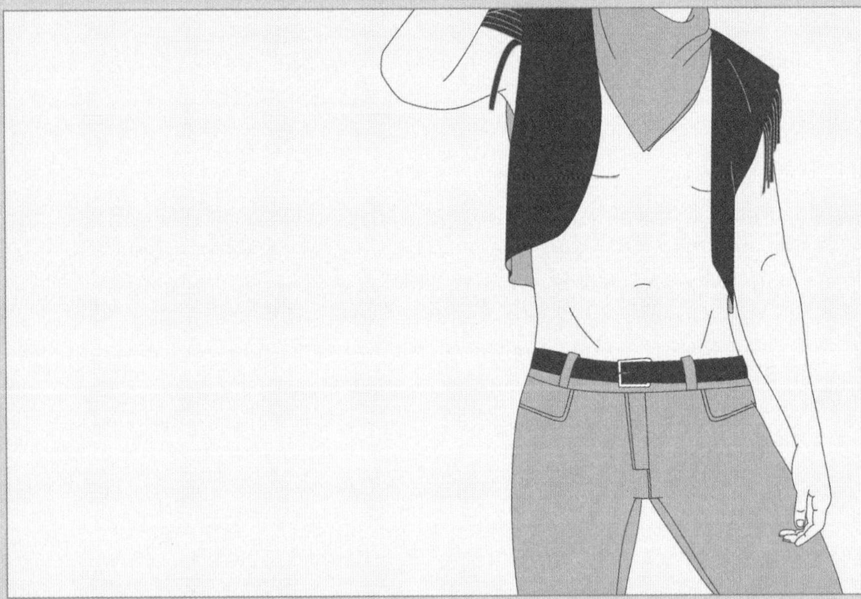

74. Pornofilme

Pornos sind nicht nur was für einsame Stunden und zum Masturbieren (obwohl auch das Spaß macht), sondern auch für Paare geeignet, um eine intimere Verbindung aufzubauen oder ihre Wünsche zu artikulieren und auszutauschen. Pornos und andere Medien wie erotische Romane und Hörbücher können als Eisbrecher dienen, wenn Sie Ihrem Partner oder Ihrer Partnerin neue erotische Fantasien schmackhaft machen wollen, die Ihnen durch den Kopf gehen. Pornos gucken kann an sich schon erregend sein (siehe Voyeurismus), und wenn Sie es mit Ihrem / Ihrer Süßen tun, werden Sie feststellen, dass sie eine größere Intimität zwischen Ihnen fördern und Sie offener über Sex sprechen können.

Auch wenn es in Pornos – vor allem Kink-Pornos – viele interessante Praktiken zu sehen gibt, die Sie in Ihr eigenes Sexualleben einfließen lassen können, sollten Sie sich bewusst sein, dass vieles davon nicht sehr realistisch ist und sich auf sichere Weise kaum umsetzen lässt. Pornos sind für Sex im echten Leben wie Verfolgungsjagden in Actionfilmen: riskantere, fiktionale Versionen, die eher als Inspiration denn als echte Anleitung zu verstehen sind.

Versuchen Sie Folgendes:

- Nehmen Sie sich vor, mindestens einmal pro Woche einen Porno aus einem für Sie neuen Genre anzuschauen. Vielleicht lernen Sie einen neuen Kink oder ein neues Rollenspiel kennen, das Sie ausprobieren wollen, oder vielleicht auch „Nein danke, nicht mein Ding" sagen. So oder so: Nur durch Ausprobieren lernen Sie mehr über sich selbst und Ihre Sexualität.

- Verabreden Sie sich zu einem Porn-Date, bei dem Sie und Ihr Partner oder Ihre Partnerin sich gegenseitig Pornoclips zeigen, die Ihnen gefallen. Sprechen Sie darüber, was Sie scharf daran finden, und ob und wie es Ihr Sexleben anregen könnte.

- Wenn Sie einen Pornoclip mit Darstellern bzw. Darstellerinnen finden, die Sie beide attraktiv finden, sehen Sie ihn sich gemeinsam an und fantasieren Sie dabei laut darüber, wie es sein könnte, wenn sie bei Ihnen beiden im Schlafzimmer wären.

75. High Heels

Schuhe mit höheren Absätzen waren ursprünglich nicht an ein Geschlecht gebunden. Sie waren ein repräsentatives Symbol für Einfluss und Reichtum. Erst im 19. Jahrhundert wurden sie eher mit Weiblichkeit assoziiert. Seltsamerweise stehen sie sowohl für weibliche Macht – man denke an die selbstbewusste Firmenchefin oder die Leiterin eines Modemagazins – als auch für alle

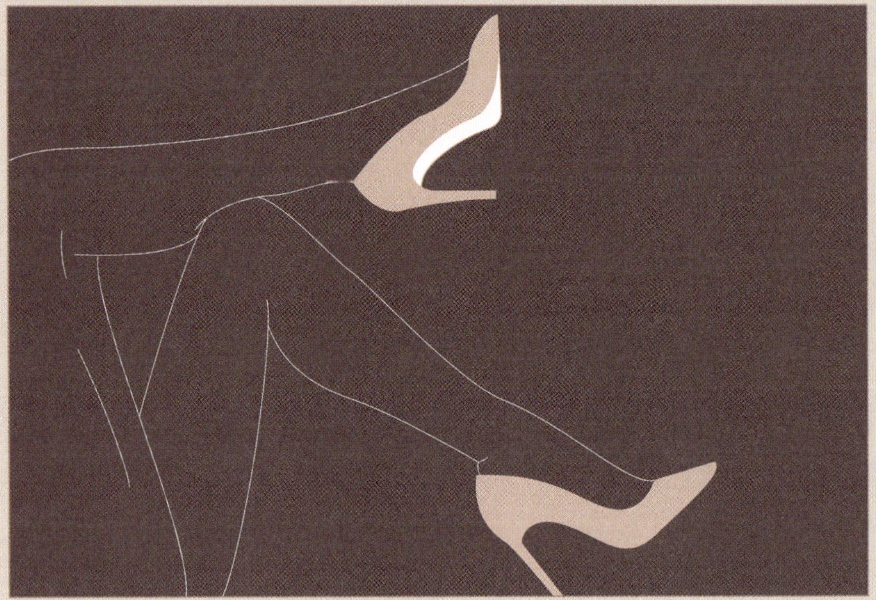

Formen von Weiblichkeit, die als aufgebrezelt oder billig gelten. Ganz gleich aber, was mit hohen Absätzen assoziiert wird: High Heels sind gut geeignet, um ein bestimmtes ästhetisches Erscheinungsbild oder eine bestimmte Vorstellung in einer Kink-Szene hervorzurufen.

Für manche liegt der Reiz von hohen Absätzen darin, dass sie die Bewegungen und den Gang der Trägerin oder des Trägers einschränken, ähnlich wie kunstvoll angelegte Fesseln. Nach Ansicht des berühmten Schuhdesigners Christian Louboutin sind High Heels so sexy, weil die Person, die sie trägt, genötigt wird, langsamer zu gehen, sodass die Bewunderer sie länger betrachten können. In extrem hohen und besonders fetischisierten Stilettos können selbst routinierte Trägerinnen von Stöckelschuhen kaum gehen, was in einem Kink-Szenario nützlich sein kann.

Bei der Wahl von High Heels – je nach Ihren speziellen Kink-Bedürfnissen – sollten Sie daran denken, dass Modelle mit Knöchelriemen, Plateaus, gepolsterten Einlegesohlen und / oder breiteren und nicht ganz so hohen Absätzen einfacher und bequemer zu tragen sind, wohingegen Schuhe mit dünnen, extrem hohen Absätzen instabiler sind.

Versuchen Sie Folgendes:

- Gehen Sie mit Ihrem Partner oder Ihrer Partnerin Schuhe kaufen, vielleicht als Vorspiel zum Sex oder vor einem Date. Selbst wenn Sie nichts kaufen, kann es Sie antörnen, jemanden, den Sie ohnehin schon sexy finden, in hohen Schuhen zu sehen.

- Tragen Sie beim Sex High Heels. Auch wenn Sie nicht stehen oder herumlaufen, können die Stöckelschuhe Ihre Bewegungen und ihre sexy Selbstwahrnehmung beeinflussen.

- Lust auf ein kleines Abenteuer? Ziehen Sie vor Ihrem Partner oder Ihrer Partnerin eine Show ab, bei der Sie einem Schuhabsatz einen blasen, vielleicht sogar, während er/sie ihn noch trägt.

76. Sex im Schlaf

Schläfrigkeit kann, ähnlich wie ein Rausch, das Sexerleben verändern. Es passt gut zu einem Rollenspiel mit einer dominanten und einer unterwürfigen Person, besonders wenn der/die Sub müde ist und der/die Dom nicht; eine Person im Halbschlaf lässt sich besser kontrollieren als eine hellwache. Manche werden allein dadurch angetörnt, jemanden, dessen Verstand gewissermaßen offline ist, durch bloße Berührungen zu erregen. Im schläfrigen Zustand, wie auch bei anderen veränderten Bewusstseinszuständen, fällt es leichter, Hemmungen zu überwinden und Dinge zu tun, die sonst verlegen oder nervös machen würden.

Wie bei anderen veränderten Zuständen des Bewusstseins ist es bei einer schläfrigen Person schwieriger, eine eindeutige

Zustimmung zu erhalten. Sie können von einer wegdämmernden Person nicht wirklich ein klares Ja oder Nein erwarten, weshalb diese Art von Sex vorab explizit abgesprochen werden muss.

Versuchen Sie Folgendes:

- Sprechen Sie mit Ihrem Partner oder Ihrer Partnerin darüber, ob er/sie mit Sex einverstanden ist, während er/sie schläft. Wie fühlt es sich für Sie beide an, mit sexuellen Berührungen geweckt zu werden? Legen Sie im Vorfeld Regeln für diese Art von Sex fest, um keine Grenzen zu überschreiten.

- Wenn Ihr Partner oder Ihre Partnerin einverstanden ist, wecken Sie ihn bzw. sie mit Oralsex. Sollte er/sie ein Morgenmuffel sein, macht das Wachwerden so vielleicht mehr Spaß.

- Sollten Sie beide darauf stehen, andere mit Sex zu wecken, könnte eine Person die andere mit Kamillentee – oder was auch immer Ihnen guttut – müde machen und dann im Schlaf mit Sex überraschen. Denken Sie daran, dass die wache Person aktiver als üblich sein muss, da eine übermüdete Person wahrscheinlich nicht in der Lage ist, sich viel zu bewegen (was Teil des Spaßes sein kann).

77. Erotischer Sinnesentzug

In einem Kink-Kontext bedeutet Sinnesentzug die Einschränkung eines oder mehrerer Sinne für erotische Zwecke, sodass der Partner oder die Partnerin beispielsweise nichts mehr sehen (Augenbinde) oder hören kann (geräuschunterdrückende Kopfhörer) oder andere Sinne einschränkt. Ein solcher Entzug kann dazu führen, dass sich eine Person hilflos, verletzlicher und sogar ängstlich fühlt, und passt deshalb zu einer D/s-Szene.

Wird ein Sinnesorgan abgeschirmt, werden die anderen meistens empfänglicher. Die Reduzierung des sinnlichen Inputs kann sich auch beruhigend auswirken, sodass ängstliche oder gestresste Menschen diesen Kink besonders schätzen. Sensorische Deprivation, so der Fachausdruck, eignet sich auch für Personen, für die die Dom- oder Top-Rolle neu ist oder die etwas aufgeregt sind. Da der Sinnesentzug die Kommunikation zwischen den Beteiligten einschränken kann, ist es wichtig, vorher ein Safe-Word oder ein Safe-Signal zu vereinbaren.

Versuchen Sie Folgendes:

- Experimentieren Sie an sich selbst mit sensorischer Deprivation, indem Sie eine Augenbinde oder Ohrstöpsel tragen, wenn Sie sich selbst befriedigen. Achten Sie darauf, ob Ihre anderen Sinne geschärft sind und welche Gefühle dies bei Ihnen hervorruft.

- Massieren Sie Ihren Partner oder Ihre Partnerin ausgiebig, während er oder sie beruhigende Musik oder Meeresrauschen über einen Kopfhörer hört. Selbst die Einschränkung dieses einen Sinnes kann die Sensibilität erheblich steigern und zur Entspannung beitragen.

- Verbinden Sie Ihrem Partner oder Ihrer Partnerin die Augen und probieren Sie mehrere Hilfsmittel oder Toys für seinen oder ihren Schmerz- bzw. Lustgewinn an.

78. Temperaturspiele

Bei Temperaturspielen werden Hitze- und Kälteempfindungen für sinnliches Vergnügen oder Sadomasochismus eingesetzt, unter anderem mithilfe von Eis, Metall und Wachs (siehe Wachsspiele). Fortgeschrittene experimentieren auch mit Feuer und heißem Öl.

Die durch Hitze oder Kälte bewirkte Endorphinausschüttung kann erregend sein, ganz gleich, ob die Empfindungen schmerzhaft oder angenehm sind. Die Kombination von Temperaturspielen mit Bondage oder einer Augenbinde (siehe Erotischer Sinnesentzug) sorgt für noch intensivere, überraschendere Empfindungen.

Testen Sie den von Ihnen benutzten heißen oder kalten Gegenstand immer zuerst an sich selbst an einer weniger empfindlichen Körperpartie wie dem Arm, bevor Sie ihn an einer sensiblere Stelle, wie den Genitalien, anwenden.

Versuchen Sie Folgendes:

- Legen Sie ein wasserfestes Sextoy – etwa einen nicht vibrierenden Dildo oder Butt-Plug – ein paar Minuten in eine Schüssel mit warmem oder eiskaltem Wasser, bevor Sie es benutzen; das funktioniert besonders gut mit Toys aus Glas oder Metall. Abgesehen vom sinnlichen Vergnügen regt es mitunter die Fantasie an – ein erwärmter Dildo fühlt sich zum Beispiel eher wie ein menschlicher Penis an.

- Experimentieren Sie beim Oral- oder Handsex mit einem Gleitmittel, das durch Inhaltsstoffe wie Pfefferminze und Zimt, eine wärmende oder kühlende Wirkung hat, um die Nervenenden zu stimulieren und die Durchblutung zu verbessern.

- Lassen Sie einen Eiswürfel über den nackten Körper Ihres Partners oder Ihrer Partnerin gleiten; das kann sehr intensiv und sogar schmerzhaft sein.

79. Leder

Leder gehört zu den besonders fetischisierten Materialien in der Kink-Community, sodass die Begriffe „Leder-Subkultur" und „Lederszene" schon synonym zu BDSM gebraucht werden.

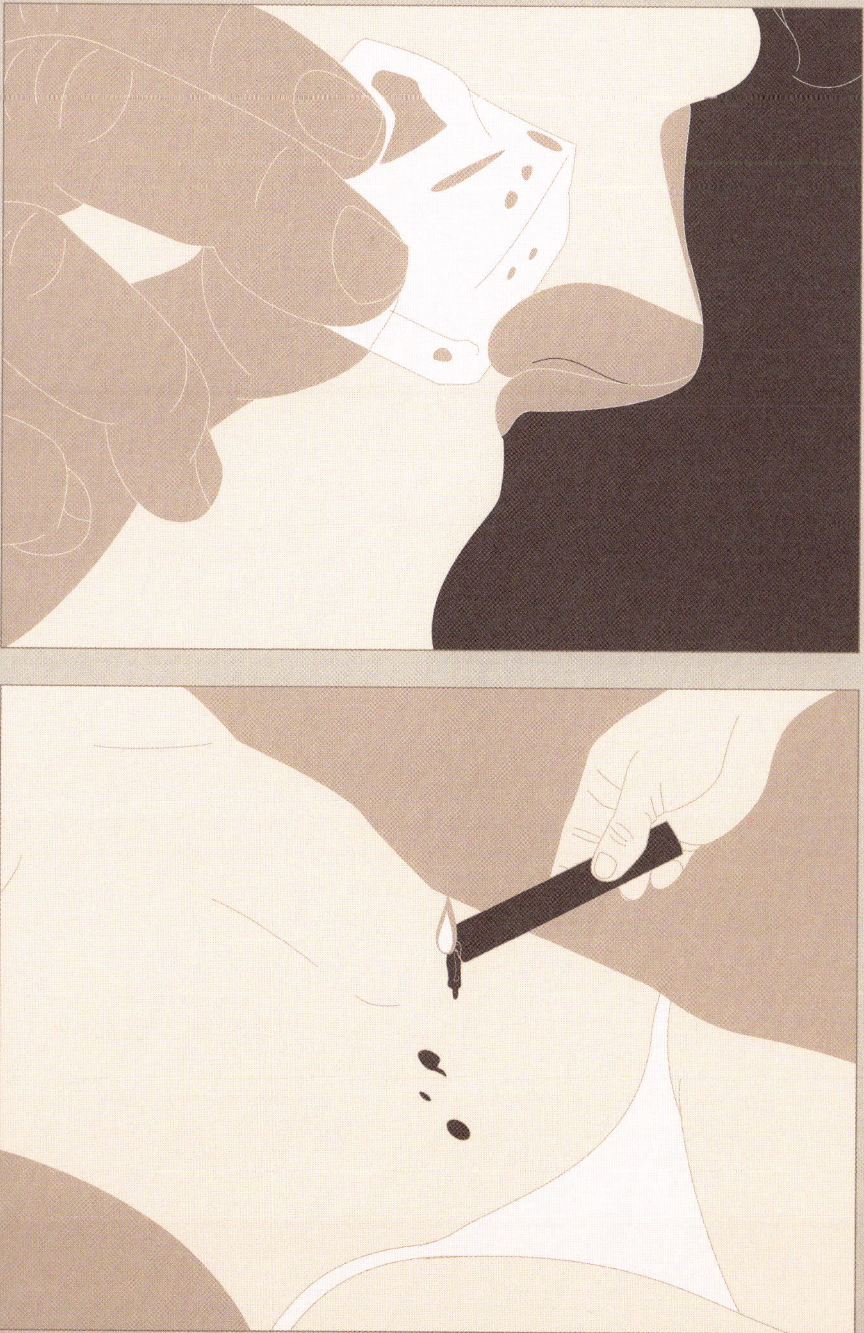

Viele stehen auf die Optik, Haptik und den Geruch von Leder. Leder am Leib zu tragen, kann ein Gefühl von Macht vermitteln, aber auch Unterwerfung anzeigen (siehe Halsbänder, Bondage). Seine historischen Verbindungen zu Schwulen, Dominas, Bikern und anderen „coolen“ Gestalten machen es zu einem geeigneten Tool, um sich besser in bestimmte Charaktere oder Headspaces in Kink-Szenen oder auch im Alltag hineinzudenken. Viele Kink-Utensilien wie Paddles und Floggers sind aus Leder, was die Assoziation zwischen Leder und BDSM noch verstärkt.

Leder ist porös, was bedeutet, dass es Körperflüssigkeiten absorbieren kann und danach nicht vollständig sterilisiert werden kann. Alle Beteiligten sollten also vor Gebrauch ihren STI-Status überprüfen lassen. Treffen Sie außerdem entsprechende Vorsichtsmaßnahmen. Für alle, die Leder aus Tierschutzgründen ablehnen, gibt es mittlerweile viele Artikel aus veganem Leder, die genauso sexy aussehen.

Versuchen Sie Folgendes:

- Bereichern Sie erotisches Spanking, Massagen und dergleichen um ein neues sinnliches Element, indem Sie Ihr Gesicht gegen ein Objekt aus Leder drücken. Es ist ein angenehmer Geruch, und Sie könnten auf diese Weise sogar einige aufregende Pawlowsche Assoziationen hervorrufen.

- Tragen Sie Lederhandschuhe, während Sie einem Partner oder eine Partnerin den Hintern versohlen, ihn/sie befingern oder von Hand befriedigen. Dies kann, unter Einhaltung der Sicherheitsvorkehrungen, die Sinnlichkeit der Szene steigern und Ihre herkömmlichen Sexaktivitäten aufpeppen.

- Sie fühlen sich unterwürfig? Benutzen Sie Ihre Zunge und Lippen, um einen Ledergegenstand, den Ihr Partner oder Ihre Partnerin trägt, zu „verehren“. Ihre Zunge durch das Material zu spüren, kann für die andere Person zusätzlich erregend sein.

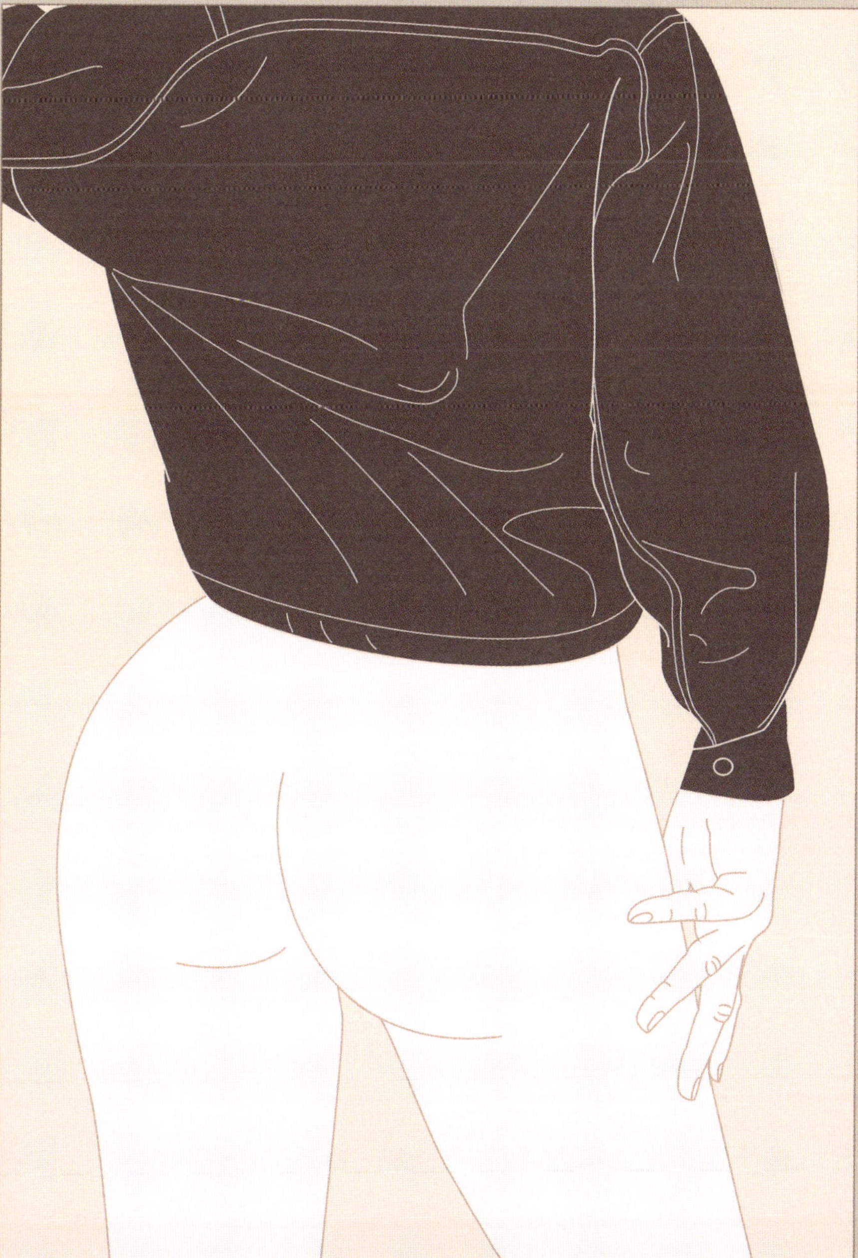

80. Badkontrolle

Badkontrolle ist ein Machtspiel, bei dem eine Person bestimmt, wann, wo, wie oder wie lange die andere Person (oder Sie selbst) das Bad benutzen darf. Dabei geht es nicht so sehr um die Verrichtungen des großen und kleinen Geschäfts wie bei Wasserspielen, sondern um das kinky Vergnügen, jemanden zu kontrollieren oder kontrolliert zu werden. Es gibt nicht viele intimere Aktionen, als die Kontrolle über grundlegende Körperfunktionen einer anderen Person zu übernehmen.

Manche Kinkster lieben das Gefühl, Urin einzuhalten. Eine volle Blase kann auf den G-Punkt, die innere Klitoris oder die Prostata drücken, wodurch die Erregung oder der Orgasmus verstärkt werden kann. Einzuhalten ist wie Beckenbodentraining, und zwar besonders intensives, das ebenfalls für einen besseren Orgasmus sorgen kann. Dennoch sollten Sie sich im Klaren sein, dass Einhalten auch zu Harnwegsinfektionen und anderen Beschwerden führen kann. Deshalb sollten Sie es nicht übertreiben, vor allem, wenn Sie zu Harnwegsproblemen neigen.

Versuchen Sie Folgendes:

- Masturbieren Sie mit einer vollen Blase. Fühlen Sie sich gut dabei?

- Setzen Sie einen Zeitrahmen fest - ein paar Stunden oder einen ganzen Tag -, in dem eine Person die andere um Erlaubnis bitten muss, wenn sie auf die Toilette gehen will.

- Wenn Sie diesen Kink allein ausprobieren wollen, werfen Sie einen Würfel, wenn Sie auf die Toilette müssen. Weisen Sie den Zahlen verschiedene Aktionen zu, zum Beispiel dürfen Sie bei einer Eins sofort gehen, bei einer Zwei oder Drei in 15 Minuten, bei einer Vier oder Fünf in einer halben Stunde und bei einer Sechs erst in einer Stunde.

81. Doppelte Penetration

Doppelter Penetration bezeichnet in der Regel die gleichzeitige vaginale und anale Penetration, manchmal aber auch, von zwei Objekten gleichzeitig penetriert zu werden. Es ist eine beliebte Darstellung in Pornos, kann aber auch Spaß machen, wenn keine Kamera dabei ist.

Eine doppelte Penetration kann Teil von Gruppensex sein, wobei eine Person von zwei Penissen oder Strap-ons penetriert wird. Wenn Sie nicht an Gruppensex teilnehmen können oder wollen, helfen Spielzeuge, ein ähnliches Gefühl zu erzeugen, sodass Sie darüber fantasieren oder Dirty Talk machen können. Manche genießen das Posen und die Athletik der doppelten Penetration aus exhibitionistischen oder voyeuristischen Gründen; zwei Löcher auf einmal zu füllen ist ein beeindruckendes Kunststück, besonders wenn die eindringenden Objekte recht groß sind. Außerdem kann das Eindringen in den Anus dazu führen, dass sich die Vagina enger anfühlt (und umgekehrt), was den Sex für alle Beteiligten intensiver machen kann. Unnötig zu erwähnen, dass das Gefühl einer doppelten Penetration ziemlich überwältigend ist und oft einen angenehmen Druck auf G-Punkt bzw. Prostata ausübt.

Gehen Sie langsam vor und verwenden Sie ausreichend Gleitmittel, um Verletzungen und Beschwerden zu vermeiden. Beachten Sie, dass sich Sextoys und echte Penisse, die sich ansonsten gut anfühlen, für eine doppelte Penetration zu groß sind, sodass sich kleinere Objekte besser eignen – zumindest für den Anfang. Führen Sie niemals ein Sextoy nach dem Anus in die Vagina ein, ohne es vorher zu desinfizieren oder ein Kondom überzuziehen, da Fäkalbakterien zu schweren Infektionen führen können.

Versuchen Sie Folgendes:

- Versuchen Sie, wenn Sie beim Masturbieren schon auf Touren gekommen sind, sich mit zwei Dildos oder einem Dildo und einem Butt-Plug doppelt zu penetrieren. Sie können dabei über Gruppensex fantasieren oder sich Pornos mit Doppelpenetration ansehen.

- Wenn Sie eine Vagina haben: Während eine Person in eine Ihrer Öffnungen eindringt, schieben Sie langsam noch ein geschmiertes, vibrierendes Toy in die andere Öffnung und schalten es ein.

- Verwöhnen Sie Ihren Partner oder Ihre Partnerin mit Oralsex, während Sie mit Toys doppelt penetriert werden, und genießen Sie es, dass alle Ihre Löcher gleichzeitig gefüllt sind.

82. Keuschheit

Keuschheit ist der Verzicht auf Sex, aus welchen Gründen auch immer: weil einem einfach gerade nicht danach ist oder auch weil man sexuelle Stimulation, einschließlich Masturbation ablehnt. In einem Kink-Kontext ist es ein Machtspiel, bei dem eine Person der anderen einvernehmlich Keuschheit auferlegt, um so die Kontrolle über sie zu haben.

Das damit verbundene Machtgefälle ist ein Hauptgrund, warum sich viele Kinkster dazu hingezogen fühlen, aber es hat auch praktische Vorteile, zum Beispiel um eine Person sexuell empfänglicher und erregbarer zu machen, wenn es nach längerer Abstinenz wieder zum Sex kommt. Es kann auch dazu führen, dass ein/eine Sub sich besser auf die Vorlieben des/der Dom und nicht die eigenen konzentriert.

Um Enthaltsamkeit zu erzwingen, sind Hilfsmittel und Spielzeuge hilfreich, etwa Peniskäfige und Keuschheitsgürtel, die nicht nur den sexuellen Kontakt einschränken, sondern gleichzeitig schmerzhaft sein können (besonders für Menschen mit Penis, wenn er erigiert ist), was insbesondere masochistisch veranlagte Personen anspricht.

Manchmal kassieren Doms den Schlüssel für einen Keuschheitsgürtel ein, um die Kontrolle über den/die Sub zu haben. Manche Personen schaffen es allerdings auch, durch reine Willenskraft enthaltsam zu sein.

Versuchen Sie Folgendes:

- Fordern Sie Ihren Partner oder Ihre Partnerin auf (oder lassen Sie sich auffordern), eine bestimmte Zeit lang (ein paar Tage oder eine Woche) auf Solosex zu verzichten. Beobachten Sie die körperlichen und psychischen Auswirkungen der sexuellen Frustration – und die (Vor-)Freude, wenn es endlich wieder zur Sache geht.

- Lassen Sie Ihren Partner oder Ihre Partnerin beim Masturbieren oder etwas anderem, das er/sie erotisch findet (eine Stripeinlage, ein verführerisches Bad) zusehen, während er/sie sich in Enthaltsamkeit übt. Beobachten Sie, wie er/sie sich windet.

- Kaufen Sie einen Peniskäfig oder einen Keuschheitsgürtel und tragen Sie ihn einen Tag lang unter Ihrer Kleidung. Es ist Ihr persönliches sexy Geheimnis, das sich erotisch-demütigend anfühlen kann.

83. Cum-Eating

Der Verzehr von Genitalsekreten – der eigenen oder von anderen Personen – ist ein extremer sexueller Akt. Die einen finden es erniedrigend, die anderen stehen total drauf, und wieder andere stehen total drauf, *weil* es erniedrigend ist!

Cum-Eating kann auf verschiedene Weise geschehen: entweder direkt an der Quelle oder auf indirekte Art, zum Beispiel beim Creampie-Eating (wenn das eben ejakulierte Sperma aus einer Vagina oder anderen Öffnung aufgenommen wird) und beim Snowballing (bei dem Sperma oral durch Küssen oder Spucken weitergegeben wird). Einige finden diese Praktiken aus denselben Gründen unappetitlich, wie andere sie total erotisch finden:

Körperflüssigkeiten sind etwas unglaubliches Intimes und zeugen von Nähe und Vertrauen, da der Geruch und Geschmack der anderen Person besonders intensiv erlebt werden.

Das Wort „Cum" umfasst Sperma, Scheidensekret und weibliches Ejakulat, das vermutlich von Drüsen, die die Harnröhre umschließen, ausgestoßen werden kann. Durch diese Flüssigkeiten können allerdings auch Geschlechtskrankheiten übertragen werden (STI-Status checken). Am sichersten ist es, die eigenen Genitalsekrete zu schlucken! In seltenen Fällen kann Sperma eine allergische Reaktion verursachen.

Versuchen Sie Folgendes:

- Lernen Sie Ihren eigenen sexuellen Duft kennen, indem Sie beim oder nach dem Masturbation ihre Körperflüssigkeiten probieren. Das ist nicht nur sexy, man kann auch die Gesundheit überprüfen, da ein stark veränderter Geruch oder Geschmack auf eine Infektion hinweisen kann. Duft und Geschmack der Genitalsekrete können auch durch die Ernährung „verbessert" werden: Essen Sie Obst wie Ananas und Zitrusfrüchte, meiden Sie Knoblauch und Spargel und trinken Sie viel Wasser oder Kräutertee.

- Küssen Sie Ihren Partner oder Ihre Partnerin sofort, nachdem er/sie es Ihnen mit dem Mund besorgt hat, damit Sie sich selbst riechen und schmecken können. Das ist auch eine geeignete Methode, wenn Sie Cum-Eating ausprobieren und sich darauf vorbereiten wollen.

- Wenn die unterwürfige Personen Ihnen ihre Liebe auf eine super kinky Art und Weise zeigen will, sammeln Sie etwas Genitalsekret von sich – vielleicht auf Ihrem Finger oder in einem kleinen Becher – und fordern Sie sie auf, es aufzulecken. Je nach Machtgefälle können Sie sie für eine zusätzliche Portion erotische Demütigung loben, provozieren oder sogar Fotos davon machen!

84. Telefonsex

Telefonsex sind Telefongespräche, die dazu dienen, die Erregung der Sprechenden zu steigern, oft masturbieren beide dabei. Telefonsex ist auch als kostenpflichtiger Service erhältlich, bei dem man (in der Regel minutenweise) dafür bezahlt, mit einem Dirty-Talk-Profi zu reden. Menschen in festen Beziehungen haben gern Telefonsex, wenn sie räumlich getrennt sind.

Telefonsex hat viele Varianten. Sie können rein theoretische sexuelle Szenarien beschreiben, laut in Erinnerungen an vergangene sexuelle Erlebnisse schwelgen, Ihren Partner oder Ihre Partnerin anweisen, wie er/sie sich selbst berühren soll, beschreiben, wie Sie sich selbst anfassen, ein erotisches Szenario im Rollenspiel durchspielen oder auch nur ins Telefon stöhnen, während Sie sich selbst befriedigen. Unter Dirty Talk in diesem Buch finden Sie Tipps, wie Sie Ihren Partner oder Ihre Partnerin und sich selbst mit Worten heiß machen können. Auch Sexspielzeuge eignen sich für Telefonsex, da sie die verschiedenen Körperteile der Person am anderen Ende der Leitung ersetzen können.

Wenn die Erregung nur durch Worte geschieht, wird die Fantasie angeregt und die anderen Sinne werden stimuliert (siehe Erotischer Sinnesentzug), was die Lust und das sexuelle Erlebnis steigern kann. Telefonsex ist eine einfache Möglichkeit, intim zu sein, wenn für ein persönliches Rendezvous keine Zeit ist.

Versuchen Sie Folgendes:

- Wenn Sie es sich leisten können, eine Telefonsex-Hotline anzurufen, probieren Sie es aus. Vielleicht können Sie von den Profis etwas lernen.

- Wenn Sie für Telefonsex in Echtzeit zu nervös sind, machen Sie eine Aufnahme von sich, in der Sie eine erotische Geschichte vorlesen oder aus dem Stegreif über ein sexuelles Erlebnis oder eine Fantasie sprechen, und schicken Sie die Aufnahme dann an Ihren Partner oder Ihre Partnerin. Vielleicht trauen Sie sich beim nächsten Mal live.

- Während Sie am Telefon flirten, können Sie leicht zum Telefonsex übergehen, indem Sie etwas in der Art sagen wie: „Wenn du jetzt hier wärst, würde ich [sexy Aktivität]" oder „Was würdest du mit mir machen wollen, wenn du jetzt hier wärst?" Denken Sie daran, dass Telefonsex ebenso wie körperlicher Sex von einem Vorspiel profitiert.

85. Spiel mit den Sinnen

Das Spiel mit den Sinnen ist ein weites Feld. Dazu gehören Temperaturspiele, Kratzen, Kitzeln, Beißen, Quetschen, Elektrostimulation (siehe Zapping), der Einsatz von Textilien wie Satin und Seide usw., die ein guter Ausgangspunkt für alle Kink-Novizen und -Novizinnen sind, da die Empfindungen sanfter und die Aktionen weniger drastisch sind als bei anderen Kinks.

Ob Sie eine angenehme, üblicherweise nicht erotische Empfindung mit sexueller Erregung verbinden wollen – wie das Berühren von Samt oder das Gleiten eines Eiswürfels über Ihre Haut – oder es nur reizvoll finden, mit sinnlichen Eindrücken bombardiert zu werden – es kann sehr genuss- und lustvoll sein, das Spiel mit den Sinnen ins Sexleben zu integrieren. Viele kombinieren es mit erotischem Sinnesentzug (siehe dort), um die Überraschung und die Empfänglichkeit anderer Sinne zu steigern.

Sie können alle fünf Sinne anregen: Riechen, Schmecken, Hören und Sehen können ebenso erregend sein wie Berührungen.

Versuchen Sie Folgendes:

- Sammeln Sie einige Gegenstände im Haus, von denen Sie denken, dass sie sich auf Ihrer Haut interessant anfühlen: Seidenstrümpfe, ein Metallgegenstand etc. Testen Sie, wie viele verschiedene Empfindungen Sie mit jedem Gegenstand an verschiedenen Körperstellen auslösen können (natürlich unter Berücksichtigung von Sicherheitsaspekten).

- Planen Sie eine Szene, die alle fünf Sinne Ihres Partners oder Ihrer Partnerin anspricht. Vielleicht gibt es ein bestimmtes Album, das er/sie liebt, oder eine Schokolade, mit der Sie ihn/sie verwöhnen können, ein angenehmer Duft … ? All das kann im sexy Kontext erotisierend wirken.

- Stöbern Sie mit Ihrem Partner oder Ihrer Partnerin im Baumarkt, in einem Küchen- oder Sextoy-Laden etc. nach Gegenständen, die sich an Ihren Körpern gut anfühlen könnten. Wählen Sie einige ungefährliche Dinge mit erotischem Potenzial aus.

86. Stiefelfetischismus

Stiefelfetischismus bedeutet, sich Stiefeln auf erotische Art hinzugeben, indem man sie leckt, küsst, an ihnen riecht, sie putzt usw. – normalerweise, während eine andere Person sie trägt. Es kann ein Ausdruck von Dienen, Erniedrigung oder Demütigung sein, da jemandem zu Füßen liegen mit Unterwerfung und Ehrerbietung assoziiert wird.

Auch wenn dieser Kink gewisse Überschneidungen zum Fußfetischismus aufweist, müssen Sie nicht unbedingt auf Füße stehen, um sich dem Stiefelfetisch hinzugeben. Lack- und Lederstiefel sind sexy und haben etwas Herrisches an sich, und die erniedrigende Situation ist für einige Menschen mit devoter Neigung an sich schon befriedigend. Diejenigen, deren Stiefel „verehrt" werden, finden diese Art der Aufmerksamkeit oft ebenfalls erregend, wenn sie Zunge und Lippen der devoten Person durch das Material der Stiefel zu spüren.

Stiefel und Schuhe, die auf der Straßen getragen werden, sind höchstwahrscheinlich schmutzig und sollten natürlich vorher gründlich gereinigt werden. Verwenden Sie Sattelseife oder andere für das Material geeignete Reinigungsmittel, und vergessen Sie die Sohlen nicht.

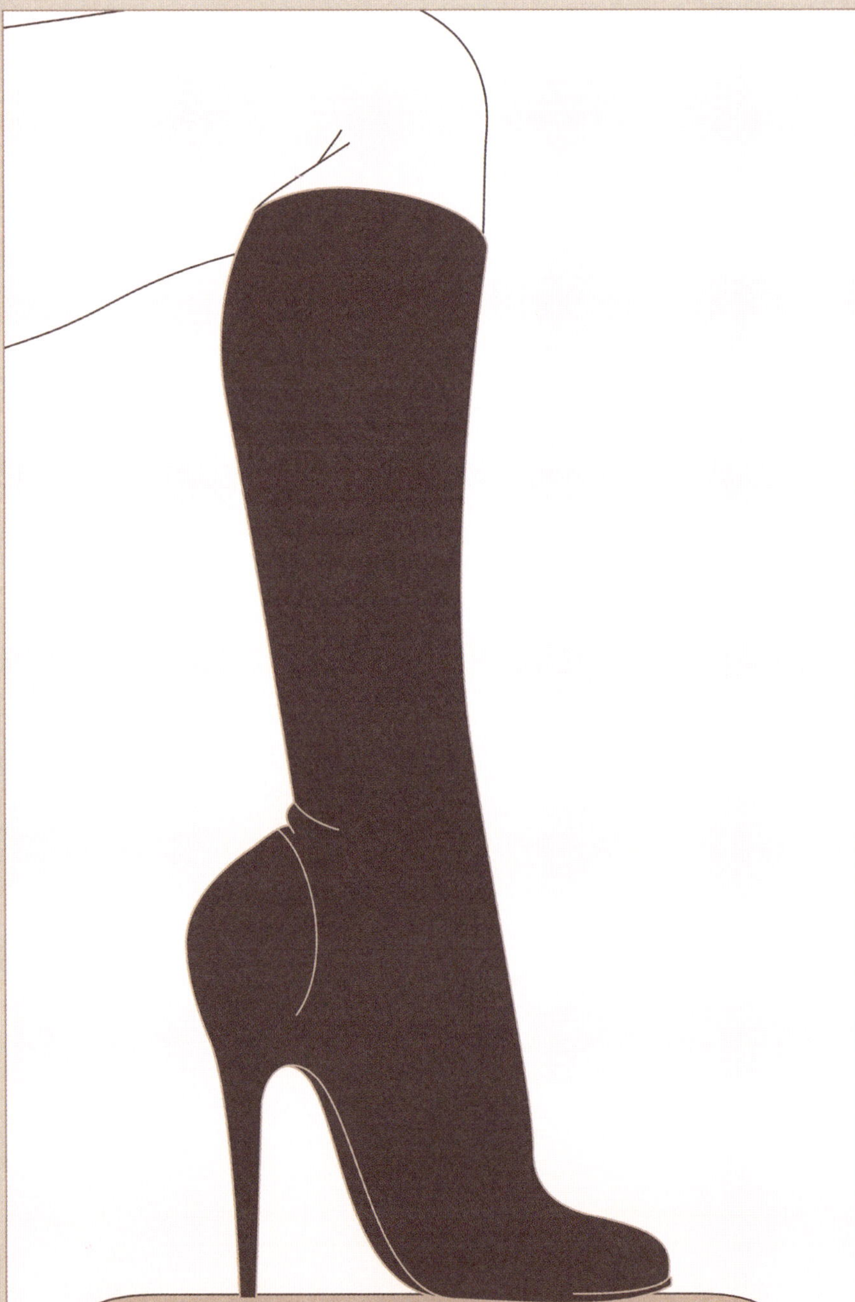

Versuchen Sie Folgendes:

- Bitten Sie Ihren Partner oder Ihre Partnerin, sich Stiefel anzuziehen und widmen sich dann – vor ihm/ihr kniend – der hingebungsvollen Reinigung und Pflege der Stiefel. Dieser hingebungsvolle Akt wird als „Bootblacking" bezeichnet.

- Bringen Sie Stiefelfetischismus zusammen mit Sadomasochismus, indem die Person, die sich der Pflege der Stiefel widmet, Nippelklemmen trägt.

- Wenn Sie in Ihrer Beziehung mit einem Machtgefälle experimentieren, könnten Sie die Regel aufstellen, dass der/die Unterwürfige die Füße/Schuhe/Stiefel des/der Dom zu Beginn einer Szene küssen muss. Dieses Ritual ist ganz hilfreich, um besser in die jeweilige Rolle hineinzufinden.

87. Irrumatio

Irrumatio (Face-Fucking) ist der Akt, bei dem ein Penis in den Mund einer anderen Person geschoben wird. Anders als beim Blowjob ist der Eindringende der deutlich aktivere Part.

Irrumatio wird oft als ein dominanter Akt angesehen, da er wilder und energischer ist als normaler Oralsex. Es kann in Sadomasochismus übergehen, wenn die Stöße hart genug sind, um jemandem Schmerzen oder Unbehagen zu bereiten, zum Beispiel wenn die andere Person zum Würgen gebracht wird (siehe Gagging) oder Atemprobleme bekommt (siehe Atemspiele). Irrumatio kann auch eine objektifizierende Nuance haben, da eine Person den Mund der anderen quasi als Sexspielzeug benutzt. Dirty Talk verstärkt den erniedrigenden Aspekt noch.

Eine beliebte Stellung beim Irrumatio ist, dass eine Person auf dem Rücken auf dem Bett liegt und den Kopf über den Matratzenrand nach unten hängen lässt, während die andere Person vor dem Bett steht und das Gesicht der liegenden Person besteigt. Dies hat den Vorteil, dass der Hals leicht überstreckt ist, sodass eine tiefe Penetration angenehmer ist. Wie immer, wenn Sprechvermögen und Atmung eingeschränkt sind, muss ein eindeutiges Safe-Signal vereinbart werden, falls der Bottom abbrechen will.

Versuchen Sie Folgendes:

- Um Ihnen den Einstieg zu erleichtern, legen Sie eine Hand um die Peniswurzel, damit er nicht ganz in den Mund geschoben werden kann. Bewegen Sie sich langsam und fragen regelmäßig bei Ihrem Partner oder Ihrer Partnerin nach, ob alles okay ist. Sie könnten auch vor dem Orgasmus aufhören und auf eine andere Art und Weise zum Höhepunkt kommen, da eine unerwartete Ejakulation in den Mund/Rachen Neulingen möglicherweise unangenehm ist.

- Wenn Sie auf Objektifizierungsspielchen stehen, machen Sie Irrumatio, während Sie sich einen Porno ansehen und den Mund der anderen Person als Sextoy benutzen. Diese Art der Erniedrigung ist nicht jedermanns Sache, aber was heißt das schon?

- Wenn Ihnen beiden Irrumatio gefällt, versuchen Sie es mal, wenn die Person, die den Penis in den Mund bekommt, gefesselt ist und ihre Hände nicht bewegen kann. Natürlich brauchen Sie in diesem Falle ein Safe-Signal, das ohne Hände auskommt!

88. Dildos

Dildos gehören zu den beliebtesten Sexspielzeugen. Sie sind für die Penetration bei der Masturbation und beim Partnersex gedacht und können von Menschen jeden Geschlechts und jeder sexuellen Orientierung verwendet werden. Es gibt Dildos mit und ohne Vibration; einige sind sehr phallisch gestaltet, andere hingegen eher kurz; sie können an einen Gurt geschnallt (siehe Strap-on Sex) oder freihändig benutzt werden.

Abgesehen von den körperlichen Freuden, den sie beim Vanillesex bieten, sind Dildos auch nützliche Kink-Tools, vor allem, weil man mehr Konzentration und Präzision bei der Anwendung braucht, während man jemanden mit Penis oder Finger penetriert. Das kann besonders für Subs von Vorteil sein, die ihren Doms gefallen wollen, ohne auf ihr eigenes Vergnügen zu verzichten. Dildos können auch Voyeuren bzw. Voyeurinnen Spaß machen, die aus einem anderen Blickwinkel sehen wollen, wie Ihr Partner oder Ihre Partnerin penetriert wird, und auch exhibitionistische Menschen können mit einem Dildo eine tolle sexy Show abziehen. Für einige Menschen ist es ein Fetisch, es mit besonders großen Dildos aufzunehmen oder eine andere Person dazu zu bringen (auch „Size Training" genannt). Mit Dildos lassen sich Gruppensexszenarien nachstellen, zum Beispiel die doppelte Penetration – ohne eine dritte Person. Die Ähnlichkeit eines Dildos mit einem Penis, den manche mit Macht und Männlichkeit verbinden, kann für einige auch geschlechtsbejahend sein, egal, ob sie tatsächlich transgender sind oder nur eine Rolle in einer Szene spielen.

Versuchen Sie Folgendes:

- Kaufen Sie in einem Sexshop einen Dildo. Ein Kauf im Laden ist besser als online, weil Sie so ein besseres Gefühl dafür bekommen, wie so ein Spielzeug aussieht und sich anfühlt. Wählen Sie einen Dildo aus körperverträglichem, nichtporösem Material wie Silikon, Glas, Stahl oder Hartplastik. Gleitmittel nicht vergessen!

- Sollte ein Dreier oder Gruppensex zu Ihren Fantasien gehören, verwenden Sie einen Dildo mit Ihrem Partner oder Ihrer Partnerin, während Sie Dirty Talk darüber betreiben. Wenn der Dildo vorher auf Körpertemperatur erwärmt und der Person, die penetriert wird, die Augen verbunden werden, fühlen sich Ihre gemeinsamen Fantasien womöglich realer an.

- Experimentieren Sie mit Verwendungsmöglichkeiten eines Dildos, die nichts mit Penetration zu tun haben. Sie können ihn an Ihren erogenen Zonen reiben, ihn lecken und lutschen, einem Sub damit ins Gesicht schlagen oder ihn umgeschnallt unter Ihrer Kleidung tragen.

89. Latex

Latexkleidung und -accessoires werden in der Kink-Welt häufig fetischisiert, und es gibt nichts, was es nicht auch aus Latex gibt – von Handschuhen über Unterwäsche bis hin zu Krankenschwesterkleidung und Catsuits. Latex wirkt wie eine zweite Haut, die sich an den Körper schmiegt, und viele finden diesen Anblick

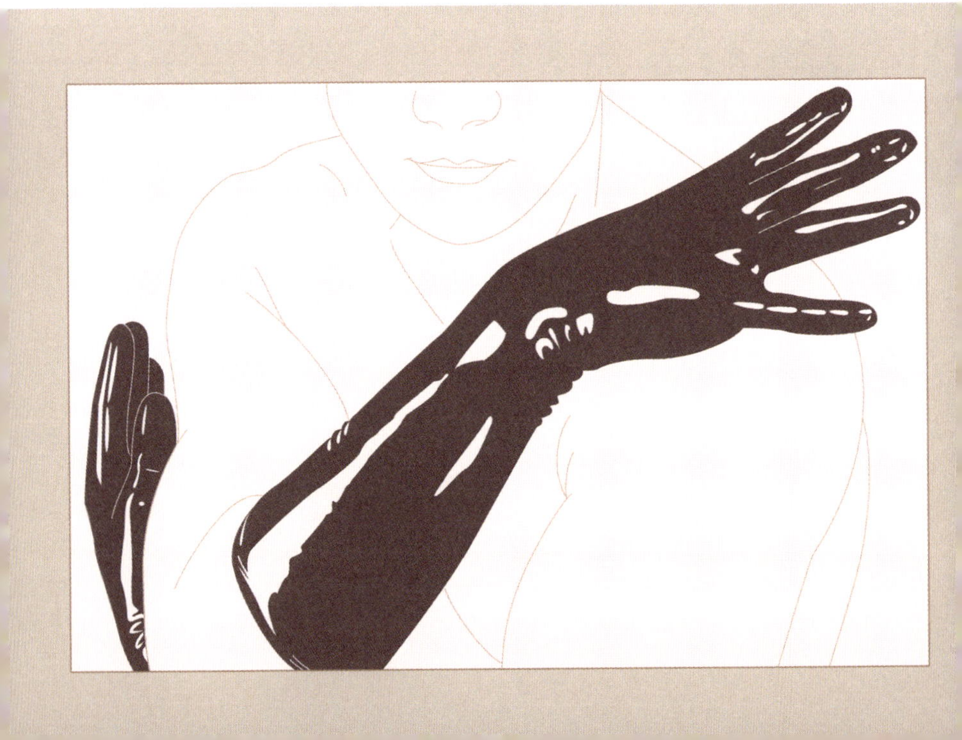

sexy. Auch der Glanz und der unverwechselbare Geruch des Materials törnen viele Latex-Fans an.

Latex zu tragen kann genauso erregend sein, wie es anzuschauen ist. Hautenge Latexkleidung und ihr Sex-Appeal können Menschen mit exhibitionistischen Neigungen erregen. Latex schnürt den Körper etwas ein, was manche Menschen aus den gleichen Gründen genießen, aus denen sie Bondage lieben.

Manche Personen entwickeln eine Latexallergie, wenn sie wiederholt mit dem Material in Berührung kommen. Hochwertige Latexkleidung ist in der Regel recht teuer. PVC ist ein weiteres Material, das mit der Fetischkultur verbunden wird und optisch viel mit Latex gemeinsam hat, sodass es ein guter Ersatz ist.

Versuchen Sie Folgendes:

- Besorgen Sie sich in einem Sexshop Latexhandschuhe. Sie sind nicht so dick und glänzend wie das Latex, das für die Fetischkleidung verwendet wird, können aber immer noch sexy aussehen und sich auch so anfühlen, besonders schwarze. Schmieren Sie Ihre behandschuhte Hand ein, und benutzen Sie sie zum Masturbieren oder um Ihren Partner bzw. Ihre Partnerin zu berühren.

- Suchen Sie sich in einem Sexshop heiße Latexunterwäsche aus und tragen Sie sie einen Tag lang unter Ihrer Alltagskleidung. Törnt das Material und die enge Passform Sie an?

- Kaufen Sie ein Kleidungsstück aus Latex, zum Beispiel Strümpfe, Hotpants oder ein Kleid. Ziehen Sie es an und lassen Sie Ihren Partner oder Ihre Partnerin das Kleidungsstück sorgfältig mit Latexpolitur behandeln. (Tipp: Latexpolituren und Gleitmittel auf Silikonbasis sind im Grunde das Gleiche. Wenn Sie ein Gleitmittel zur Hand haben, können Sie es auch zur Latexbehandlung verwenden.) Die Sinnlichkeit dieses Aktes und die dargebrachte „Dienstleistung“ können sehr kinky und scharf sein.

90. Facials

Beim Sex bezeichnet der Begriff das Ejakulieren ins Gesicht einer anderen Person – normalerweise als Abschluss des Oralverkehrs, meist auf Zunge, Mund oder Wangen. Es ist beliebt in Pornofilmen, wo ein Facial oft als „Cum Shot" oder „Money Shot" bezeichnet wird. Da sich viele Menschen durch Pornos inspirieren lassen, sind Facials zu einem weitverbreiteten Kink-Akt geworden.

Facials werden oft mit Erniedrigung und Dominanz assoziiert, weshalb sie in heterosexuellen Pornoszenen als nicht einvernehmlichen sexuelle Objektifizierung kritisiert wurden. Für Kinkster ist das Gefühl, etwas Unanständiges zu tun, natürlich genau der Grund, warum Facials so angesagt sind. Ein Facial kann einem das Gefühl geben, „sein Territorium zu markieren" oder eine unterwürfige Person in seine Schranken zu weisen, während man sich selbst, wenn man das Ejakulat abbekommt, erniedrigt, „schmutzig", obszön und begehrt fühlt.

Wie immer, wenn Körperflüssigkeiten ausgetauscht werden, sollten der STI-Status aller Beteiligten gecheckt sein. Außerdem kann Sperma im Auge schmerzhaft sein. Legen Sie einen feuchten Waschlappen bereit bzw. spülen Sie es sofort gründlich aus.

Versuchen Sie Folgendes:

- Wenn Sie jemandem ein Facial geben wollen, aber sich nicht so recht trauen, könnte es helfen, wenn Sie Ihr eigenes Sperma probieren bzw. – wenn Sie gelenkig genug sind – auf Ihr eigenes Gesicht ejakulieren. Denn wenn Sie möchten, dass eine andere Person etwas für Sie tut, das vermeintlich versaut oder tabu ist und dem sie schutzlos ausgesetzt ist, sollten Sie auch selbst dazu bereit sein.

- Bereitet es Ihnen Unbehagen, ein Facial zu bekommen? Schauen Sie sich Pornoszenen dazu an, um ein paar Ideen zu bekommen, wie Sie dem Ganzen etwas Würze verleihen können. Törnt es Sie an, wenn Sie während eines Facials damit zu kämpfen haben, die

Augen offen zu halten? Eine große Show daraus zu machen, das Ejakulat von Ihren Lippen zu lecken? Es über Ihr Gesicht zu schmieren?

- Vor einem Facial sollten Sie ein paar Details mit Ihrem Partner abklären, damit es für sie beide zu einem tollen Erlebnis wird, zum Beispiel wohin genau Sie zielen sollen? Gibt es eine Stelle, die Sie nach Möglichkeit vermeiden sollten, wie Augen oder Haare? Kann der Partner oder die Partnerin sich danach gleich waschen gehen, oder möchten Sie lieber noch etwas kuscheln?

91. Dollification

Dollification ist ein Kink, bei dem sich eine Person in ihrem Verhalten und Aussehen in eine Puppe „verwandelt", sei es nun in eine niedliche Kinderpuppe, eine aufblasbare Sexpuppe oder eine andere puppenartige Figur. Sobald jemand als Puppe „zurechtgemacht" ist, kann die andere Person nach Belieben mit ihr spielen, sowohl auf sexuelle als auch auf nichtsexuelle Weise.

Viele Fans der Dollification genießen das Machtgefälle zwischen Puppe und „Besitzer". Wie auch andere Rollenspiele bietet Dollification die Möglichkeit, eine andere Identität anzunehmen, was als enthemmend und aufregend empfunden wird. Das Puppenhafte beinhaltet nicht selten eine übertriebene Weiblichkeit, die sexy, albern oder beides sein kann. Je nachdem, wie das Puppenhafte verkörpert bzw. dargestellt wird, kann eine solche Szene auch Elemente der Verdinglichung, Demütigung und Ignoranz enthalten, da eine Puppe ein lebloses Objekt ist und als solches behandelt werden kann.

Bei Kinks wie der Dollification, bei der eine Person stillhalten und/oder schweigen muss, ist eine vorherige Absprache besonders wichtig, schließlich darf sie keinen Einwand erheben, wenn mitten in der Szene etwas geschieht, das ihr nicht gefällt. Legen

Sie vorher grob die Abläufe und ein Safe-Word oder Safe-Signal fest. Es lohnt sich auch, über körperliche Einschränkungen, seelische Traumata usw. zu sprechen, damit eine Person keinen Schaden nimmt, nur weil die andere ein bisschen spielen will.

Versuchen Sie Folgendes:

- Stellen Sie sich beim Masturbieren vor, dass Sie eine Puppe sind, die gerade lebendig wird und die Lust an der Selbststimulation entdeckt.

- Schminken und frisieren Sie sich für ein Sexdate mit Ihrem Partner oder Ihrer Partnerin wie eine schöne Puppe und tragen Sie etwas, das dem Typ Puppe entspricht, den Sie darstellen wollen. Selbst wenn Sie sich nicht puppenhaft verhalten, kann allein das veränderte Aussehen dazu führen, sich in eine neue erotische Rolle hineinzuversetzen.

- Inszenieren Sie ein Rollenspiel, bei dem eine Person eine Puppe ist, mit der die andere Person spielt. Während die „Puppe" reglos und stumm daliegt, kann ihr Besitzer oder ihre Besitzerin sie ausziehen, anfassen, in verschiedene Stellungen bringen usw.

92. Nippelklemmen

Nippelklemmen sind ein Sextoy, mit dem die Brustwarzen und -höfe schmerzhaft zusammengedrückt werden. Sie sind paarweise erhältlich und oft mit einer Kette verbunden, an der man ziehen kann, um den Schmerz zu verstärken. Sie können bei Menschen jeden Geschlechts verwendet werden.

Nippelklemmen sind besonders für sadomasochistische Spiele geeignet, denn wenn sie einmal angelegt sind, haben Sie die Hände frei und können andere lustige Dinge tun, während die

Brustwarzen weiterhin schmerzen. Druck und Schmerz erhöhen die Empfindlichkeit der Nippel. Wenn die Klemmen abgenommen werden, um die Brustwarzen zu lecken, daran zu saugen, sie zu küssen oder zu reiben, reagieren diese möglicherweise noch intensiver. Einige Nippelklemmen sind einstellbar, sodass Sie den Druck nach Bedarf verringern oder erhöhen können, und eignen sich deshalb gut für Anfänger. Einige Modelle vibrieren sogar.

Nippelklemmen schränken die Durchblutung ein, weshalb der Schmerz oft unmittelbar nach der Entfernung am stärksten ist. Daher sollten Nippelklemmen nicht länger als 30 Minuten getragen und in jedem Fall sofort abgenommen werden, sobald sich ein Taubheitsgefühl einstellt!

Versuchen Sie Folgendes:

- Kneifen oder quetschen Sie Ihre Brustwarzen beim Masturbieren oder beim Sex und schauen, ob das Gefühl Sie zusätzlich erregt. Wenn ja, ist es vielleicht an der Zeit, einkaufen zu gehen.

- Nach einem prickelnden Vorspiel legen Sie Ihrem Partner oder Ihrer Partnerin ein Paar Nippelklemmen mit Kette an und verwöhnen ihn/sie mit Oralsex. Hier und da ein bisschen an der Kette zu ziehen, sorgt für den gewissen Extrakick.

- Legen Sie eine Zeit fest, in der Sie und Ihr Partner oder Ihre Partnerin sich ausschließlich oberhalb der Gürtellinie berühren. Was Münder, Finger und Nippelklemmen alles vermögen!

93. Lippenstift

Es überrascht kaum, dass viele Menschen Lippenstift sexy finden: Er wird von Stars und Sternchen getragen und im Allgemeinen mit weiblicher Sinnlichkeit und Glamour assoziiert. Manche behaupten sogar, der evolutionäre Grund, warum wir Lippenstift attraktiv finden, sei der, dass er den Mund wie eine Vulva aussehen lässt.

Personen, die sich auch im Alltag regelmäßig die Lippen schminken, können sich in einer Kink-Szene durch einen roten Mund gestylt und souverän fühlen – und wenn er beim Sex verschmiert und verwischt wird, vielleicht erniedrigt und „benutzt". Für eine Person, die in der Regel keinen Lippenstift trägt, mag es aufregend verrucht sein, sich die Lippen für eine Szene zu schminken, ob als Betonung des eigenen Geschlechts oder für ein einvernehmlich demütigendes Feminisierungsszenario.

Die Eigenschaften des Lippenstifts sind nicht unbedeutend beim Sex oder Küssen: Produkte mit fester Textur sind farbintensiver und haften besser und eignen sich sehr gut für Aktivitäten, bei denen die Farbe nicht verschmieren soll. Im Kontakt mit dem Genitalbereich sind Lippenstifte in der Regel unbedenklich. Allerdings enthalten einige Produkte Öle, die womöglich die Sicherheit von Kondomen beeinträchtigen. Wenn Sie sadomasochistisch veranlagt sind, könnten Sie über dem Lippenstift noch Gloss auftragen, dessen Inhaltsstoffe nicht nur für volle, pralle Lippen sorgen, sondern sicherlich auch beim ein oder anderen empfindlichen Geschlechtsteil ihre Wirkung nicht verfehlen.

Versuchen Sie Folgendes:

- Fragen Sie Ihren Partner oder Ihre Partnerin nach dem Lieblingsfarbton und tragen Sie den entsprechenden Lippenstift dann vor seinen/ihren Augen auf, bevor Sie ihn/sie mit dem Mund befriedigen.

- Probieren Sie eine für Sie ungewöhnliche Lippenstiftfarbe aus, zum Beispiel Blau, Schwarz oder Pink und achten Sie darauf, wie sich der ungewohnt geschminkte Mund auf Ihr Selbstvertrauen und Ihr Selbstbild beim Sex auswirkt.

- Wenn Sie geschminkte Lippen einvernehmlich erotisch-demütigend finden, tragen Sie vor einem Stelldichein Lippenstift auf – ein tolles Vorspiel für weitere „schmutzige" Vergnügen.

94. Bondage

Haben Sie jemals davon geträumt, völlig bewegungsunfähig zu sein, damit eine andere Person mit Ihnen machen kann, was sie will – oder selbst diese aktive Person zu sein? Genau dieses Gefühl der Hilflosigkeit – oder jemanden hilflos zu machen – macht Bondage so beliebt und fesselt viele Menschen (buchstäblich).

Bondage-Fans nutzen verschiedene Tools und Techniken: Seile, Schals und Krawatten eignen sich hervorragend, um Handgelenke, Arme, Beine oder Knöchel zusammenzubinden. Viele Sexshops bieten Hand- und Fußfesseln aus Leder oder PVC; ebenfalls im Angebot sind kompliziertere Artikel wie Oberschenkelfesseln und Spreizstangen oder Bettfesseln (Gurte, die unter der Matratze verlegt werden, mit Hand- und Fußmanschetten).

Bei jeder Art von Fesselspiel sollten Sie immer darauf achten, dass mindestens zwei Fingerbreit Luft zwischen Haut und Fesseln

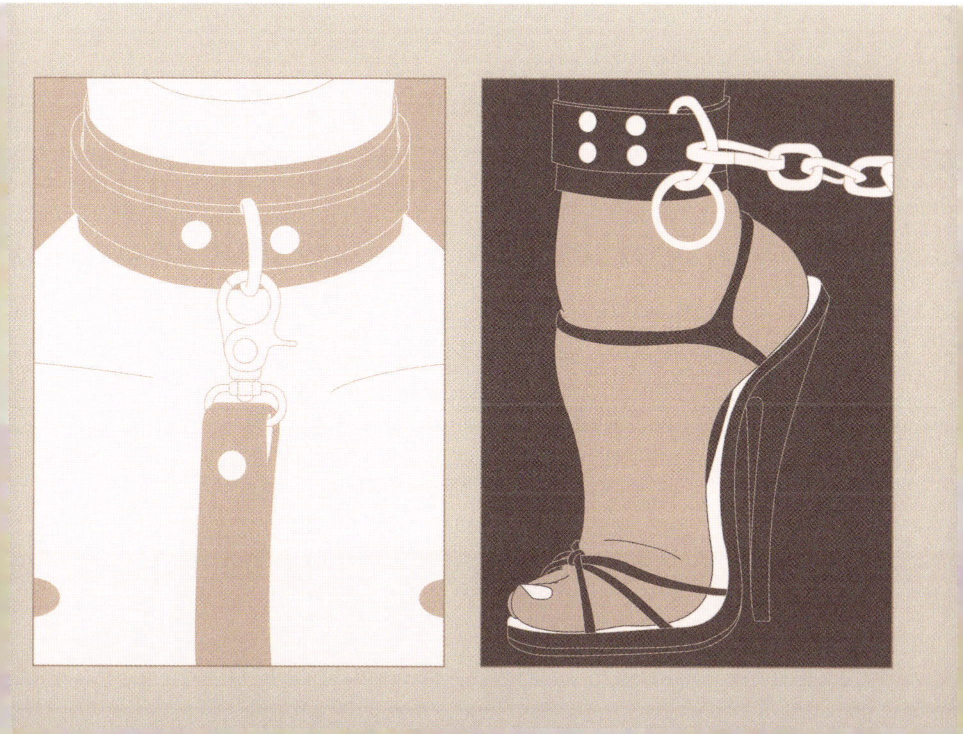

sind, um die Durchblutung nicht zu behindern, und halten Sie eine Schere für plötzliche Notfälle oder unerwartete Panik bereit. Sobald ein Körperteil taub zu werden oder zu kribbeln beginnt, beenden Sie die Bondage-Szene sofort.

Versuchen Sie Folgendes:

- Binden Sie die Handgelenke Ihres Partners oder Ihrer Partnerin hinter oder vor dem Körper mit einer Krawatte oder einem Schal zusammen, bevor er/sie Sie mit dem Mund befriedigt. Knoten lernen Sie in Video-Tutorials.

- Legen Sie sich eine Bettfessel zu (Sexshop oder online) und bringen Sie sie an. Fesseln Sie Ihren Partner oder Ihre Partnerin damit und treiben Ihre Spielchen mit ihm/ihr (oder andersherum).

- Bitten Sie Ihren Partner oder Ihre Partnerin, Sie an einem Stuhl festzubinden/-zuschnallen, sodass Sie ihn bzw. sie nicht berühren und nur zusehen können, wie er/sie vor Ihnen masturbiert oder einen Striptease hinlegt.

95. Edging

Edging – auch bekannt als Start-Stopp-Methode – ist eine Form der Orgasmuskontrolle, bei der Sie auf den Höhepunkt zusteuern, dann anhalten, sich wieder dem Orgasmus nähern, erneut innehalten. Dieser Vorgang kann allein oder mit Partner/Partnerin beliebig oft wiederholt werden. Nicht jedes Edging endet in einem finalen Orgasmus, aber wenn es der Fall ist, wird er von vielen als Mega-Orgasmus beschrieben.

Wenn Sie zu vorzeitiger Ejakulation neigen oder einfach nur länger durchhalten möchten, ist Edging ein tolles Training. Eventuell kann es dabei zu einer unangenehmen Blutstauung kommen

(Kavaliersschmerzen, Blaue Hoden oder Hodenkrampf), die in der Regel aber durch einen Orgasmus wieder aufgelöst werden.

Im Partnerspiel kann Edging eingesetzt werden, um ein Machtgefälle zu verstärken, indem der/die Dom die Kontrolle darüber erhält, wann und wie der/die Sub zum Höhepunkt kommt. Die Verweigerung eines Orgasmus wird als „Tease and Denial" („Reizen und Verweigern") bezeichnet.

Edging ist in einigen taoistischen und tantrischen Sexpraktiken von Bedeutung, ebenso wie bei einer Form des Geschlechtsverkehrs, bei der es nicht zum Orgasmus kommt und die als Karezza bekannt ist. Einige Menschen beschreiben, dass sie durch ausgedehnte Edging-Sessions in einen euphorischen Zustand versetzt werden.

Versuchen Sie Folgendes:

- Sehen Sie sich Ihren Lieblingsporno oder ein paar heiße Fotos an und probieren Sie aus, wie oft Sie Ihren Orgasmus hinauszögern können, bevor Sie nachgeben und kommen müssen. Können Sie einen persönlichen Rekord aufstellen?

- Während Sie auf Ihren Partner oder Ihre Partnerin warten (und vermuten, dass er/sie gleich Sex haben möchte), masturbieren Sie, bis sie vier- bis fünfmal kurz vor dem Orgasmus sind, sodass Sie bei seinem/ihren Eintreffen superheiß sind. Wenn Sie die andere Person lieber in ein Edging einbeziehen möchten, fragen Sie ihn/sie per Textnachricht, wie oft oder wie Sie es anstellen wollen.

- Lassen Sie sich auf ein kinky Spiel ein, bei dem eine Person erst dann zum Höhepunkt kommen darf, wenn etwas Bestimmtes passiert, zum Beispiel wenn der Partner oder die Partnerin zum Orgasmus kommt, nach einer bestimmten Zeitspanne oder wenn er/sie eine Aufgabe erledigt hat. Die andere Person kann den Orgasmus so lange hinauszögern, wie sie will, aber wenn's dann erlaubt ist, geht's richtig ab!

96. Trampling

Beim Trampling steht oder bewegt sich eine Person auf der anderen. Es ist wohl klar, wie sich dieser Kink in ein D/s-Spiel einbinden lässt. Trampling ist sehr schmerzhaft und eignet sich gut für masochistisch veranlagte Personen, die sich gern benutzen, verdinglichen und / oder erniedrigen lassen. Vielen Tops und Bottoms verschafft es einen zusätzlichen Kick, das erniedrigende Gefühl, buchstäblich jemandem zu unterliegen, durch abfälligen Dirty Talk zu verstärken.

In fetischistischen Darstellungen trägt die trampelnde Person oft Stilettos, was allerdings besonders schmerzhaft und gefährlich ist, da sich fast ihr gesamtes Gewicht auf die Ferse konzentriert. Socken und Feinstrumpfhosen sind zu rutschig für Trampling-Anfänger; besser geeignet sind flache Schuhe oder nackte Füße, und letztere sind wegen des Hautkontakts besonders sinnlich.

Dieser Kink kann recht riskant sein, also nehmen Sie die Sicherheit ernst. Fragen Sie Ihren Arzt oder Ihre Ärztin (wenn Sie sich trauen), ob es medizinische Gründe gibt, warum nicht jemand auf Ihnen herumtrampeln sollte. Verabreden Sie ein Safe-Word / Safe-Signal, denn wenn jemand auf Ihrem Oberkörper steht, kann es Ihnen die Luft rauben. Die trampelnde Person sollte nicht auf inneren Organen wie den Nieren (autsch!) und knöchernen oder empfindlichen Stellen wie der Wirbelsäule und den Knien treten. Sich als malträtierte Person mit einer weichen Decke zu bedecken oder in einen Schlafsack zu stecken kann gegebenenfalls vor allzu großen Schmerzen schützen.

Versuchen Sie Folgendes:

- Sie sind fasziniert vom Trampling, aber nicht sicher, ob Sie es verkraften? Legen Sie sich auf den Boden, sodass die trampelnde Person nur ein Bein auf Sie setzt und das andere auf dem Boden lässt oder sich auf einen Stuhl setzen und mit beiden Füßen auf Ihnen herumtrampeln kann. So bekommen Sie einen sanften Vorgeschmack auf diesen Kink, ohne größere Schmerzen zu spüren.

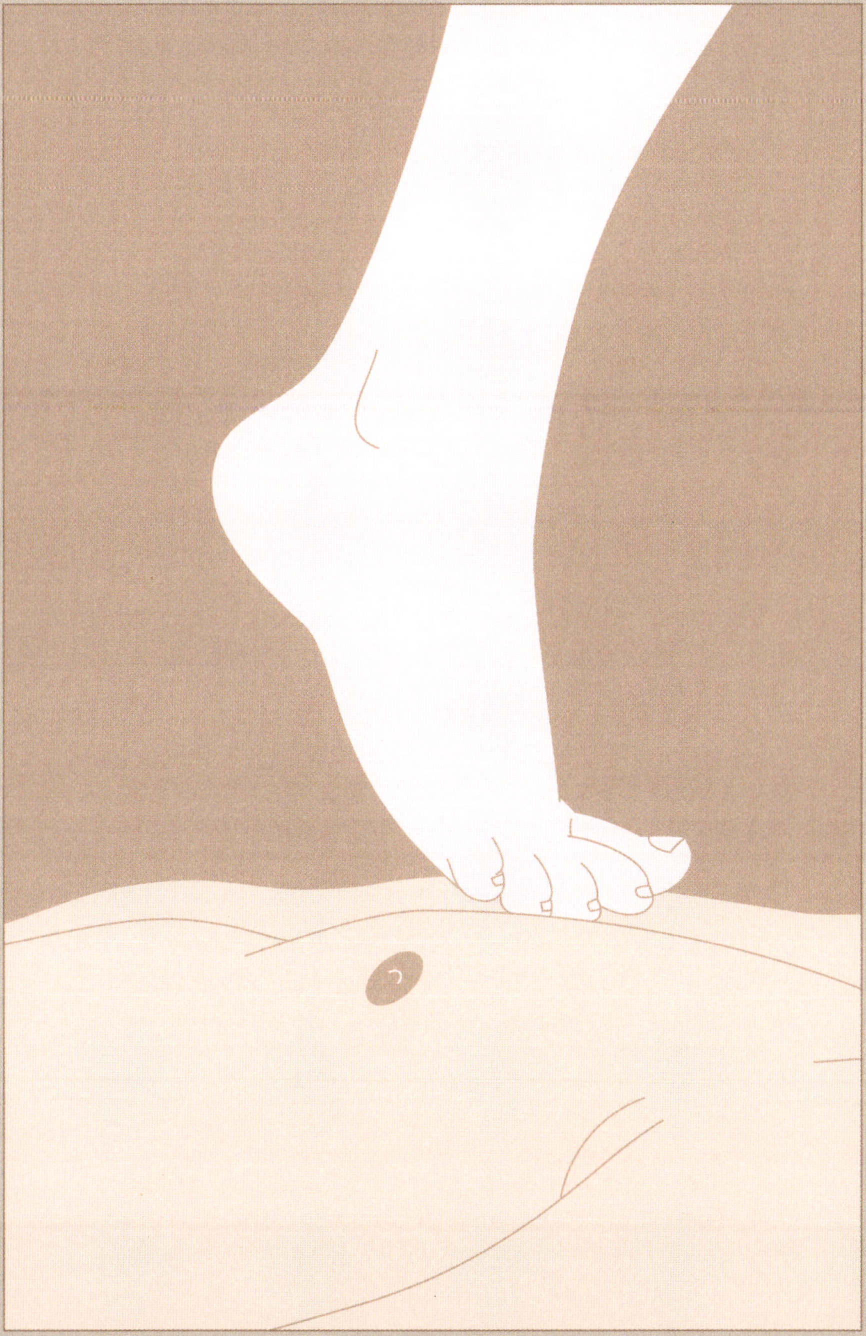

- Beim Ashiatsu, der japanischen Barfuß-Druckmassage, bewegt sich der Masseur oder die Masseurin barfuß über den Körper, um bestimmte Druckpunkte zu stimulieren. Probieren es einmal aus, um zu testen, ob Sie den Druck aushalten.

- Bereiten Sie alles für eine Trampling-Szene so vor, dass der trampelnden Person stabile Gegenstände zur Verfügung stehen, auf denen sie sich gegebenenfalls abstützen kann, wie Arbeitsplatten, Kaminsims und robuste Tische, um den Druck gegebenenfalls zu reduzieren und um ihr Gleichgewicht zu halten. Als Unterlage empfiehlt sich eine Iso- oder Yogamatte und Kissen, es sei denn, die malträtierte Person möchte starke Schmerzen erleiden, dann ist ein harter Boden genau das Richtige.

97. Wrestling

Sie kennen Wrestling vielleicht als inszenierte Show-Wettkämpfe aus dem Fernsehen. Aber erotisches Wrestling ist etwas ganz anderes, wenngleich Sie sich auch hierbei großartig in Szene setzen können.

Viele Menschen werden durch die reine Körperlichkeit des Wrestlings angetörnt, das eine prima Gelegenheit bietet, zu spielen und raufen, wie wir es als Erwachsene nicht oft tun. Durch den sportlichen Körperkontakt werden Adrenalin und Endorphine ausgeschüttet und die sexuelle Lust gesteigert. Hautkontakt ist sexy, und manche Menschen fetischisieren den Schweiß, die angespannten Muskeln und die Schmerzen, die beim Wrestling auftreten. Es gibt viele Möglichkeiten, ein normales Wrestling noch sexyer zu gestalten. Sie könnten es nackt praktizieren, einer Person Handschellen anlegen oder die Regel aufstellen, dass der Gewinner oder die Gewinnerin bestimmen darf, wie das Sexspiel weitergehen soll (natürlich immer einvernehmlich). Sie könnten

Impact Play, Face-Sitting, demütigenden Dirty Talk und verschiedene andere Spielarten integrieren. Machen Sie diese Vanilleszene zu einer Nummer der anderen Art.

Da Wrestling dem Körper viel abverlangt, sollten Sie Ihren Arzt oder Ihre Ärztin nach gesundheitlichen Einschränkungen befragen bzw. Ihren Partner oder Ihre Partnerin über eventuelle Verletzungen oder empfindliche Körperbereiche informieren.

Versuchen Sie Folgendes:

- Nehmen Sie an einem Wrestling-Kurs für Anfänger teil (vielleicht mit einem Partner bzw. einer Partnerin), um einige grundlegende Bewegungen und Sicherheitstipps zu lernen, die Sie dann mit ins Schlafzimmer nehmen.

- Schauen Sie sich Wrestling-Pornos im Internet an, um ein Gefühl dafür zu bekommen, warum dieser Akt so scharf ist und was dazugehört.

- Legen Sie ein Zeitlimit für ein Wrestling mit Ihrem Partner oder Ihre Partnerin fest, zum Beispiel 10 Minuten, und ringen Sie dann mit ihm bzw. ihr auf einem Teppich- oder einem anderen weichen Boden. Beobachten Sie, wie sich die kleine Kampfeinlage auf Ihr Intimität und Ihre Lust auswirkt.

....

98. Kitzeln

Kitzeln ist ein beliebter Kink, aus verständlichen Gründen: Es ruft unwillkürliche Reaktionen im Körper und im Kopf hervor, ebenso wie Lust und Schmerz. Diese Reaktionen zu steuern und sich zunutze zu machen, ist ein großer Teil dessen, was Doms, Subs und sadomasochistische Personen allgemein an Kink genießen.

Besonders kitzelige Körperzonen sind Füße, Hände, Achseln, Nacken und Körpermitte. Kitzelreize werden von denselben Nervenzellen, die auch für die Weiterleitung von Schmerzsignalen verantwortlich sind, ans Hirn gesendet, wo eine Endorphinausschüttung eingeleitet wird. Kurzatmigkeit, die durch Kitzeln und Lachen ausgelöst wird, kann ein Gefühl der Benommenheit hervorrufen, das manche Menschen genießen, vor allem in Verbindung mit den positiven Gefühlen, die durch das Glückshormon Endorphin ausgelöst werden. Kinkster kombinieren Kitzeln oft mit Bondage, weil es einfacher und erregender ist, jemanden zu kitzeln, der sich nicht wehren kann. Sind der ausgekitzelten Person die Augen verbunden, kann die Session für sie noch überraschender und erregender sein.

Im Gegensatz zu anderen „quälenden“ Kink-Praktiken hinterlässt das Kitzeln keine Spuren. Auf die Spitze getrieben, kann Kitzeln dazu führen, dass jemand erbricht, eine Panikattacke bekommt, sich einen Muskelriss zuzieht, die Kontrolle über seine Blase verliert oder sogar durch Sauerstoffmangel ohnmächtig wird. Übertreiben Sie es also nicht und einigen Sie sich vorher auf ein Safe-Signal.

Versuchen Sie Folgendes:

- Streichen Sie mit einer Feder, einem Pinsel, einer weichen Haarbürste oder ähnlichem über Körperstellen, an denen Sie besonders kitzlig sind.

- Lösen Sie bei einer Person, die gefesselt ist und die Augen verbunden hat, ein Feuerwerk an Empfindungen aus: durch Kitzeln, Temperaturspiele, Schläge, Kratzen, Beißen oder was auch immer Sie beide genießen.

- Inszenieren Sie ein Rollenspiel zum Thema Kitzeln, bei dem eine Person bestraft, schikaniert oder verhört wird (wie Bruder und Schwester, Polizistin und Bösewicht). Kitzeln wurde in der Vergangenheit tatsächlich als Foltermethode eingesetzt; bei allem Lachen kann es nämlich auch schwer zu ertragen sein.

99. Cam-Sex

Beim Cam-Sex kommt es zu sexuellen Handlungen vor einer Webcam für eine oder mehrere Personen. Es ist auch ein boomender Bereich der Sexarbeit, und erfolgreiche Cam-Darsteller bestreiten manchmal sogar ihren Lebensunterhalt damit. Wenn Cam-Sex Sie anmacht, können Sie es einfach mal versuchen, ganz gleich, ob Sie Geld dafür verlangen oder es umsonst machen, entweder für ein anonymes Onlinepublikum oder exklusiv für Ihren Partner oder Ihre Partnerin.

Das Entscheidende beim Cam-Sex ist der Exhibitionismus. Sie können sich dabei stark oder verwundbar fühlen oder beides gleichzeitig, wenn Sie sich in intimen Situationen beobachten lassen. Es kann auch ein Machtgefälle im Spiel sein, wenn zum Beispiel der Zuschauer oder die Zuschauerin für die Show bezahlt hat (oder bei einem Rollenspiel nur so tut) und dem Dar-

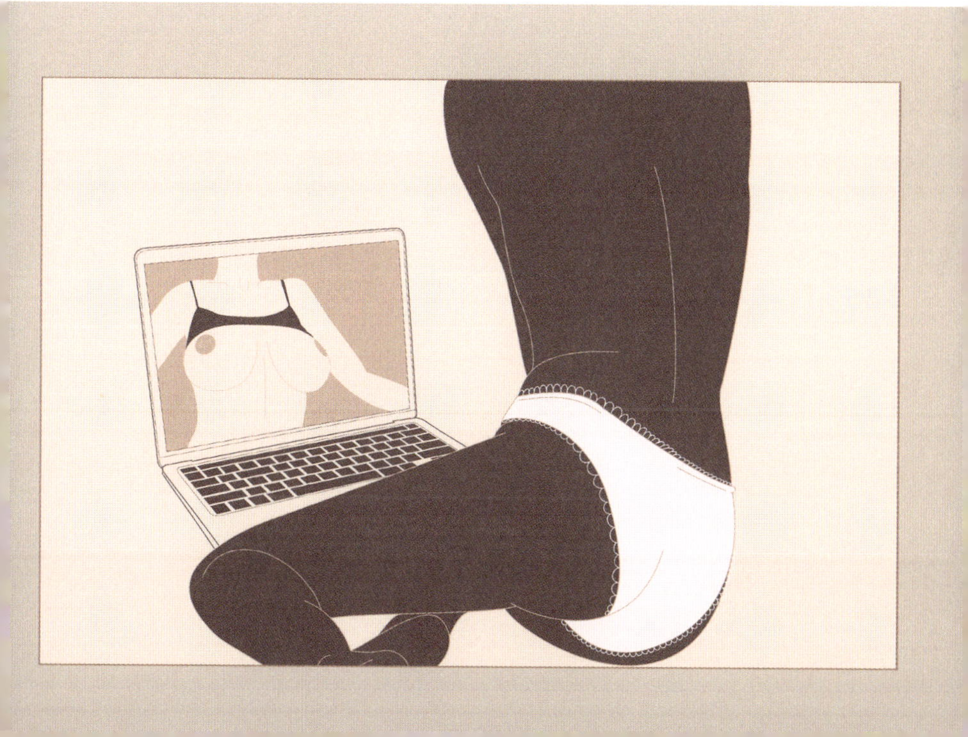

steller bzw. der Darstellerin Regieanweisungen geben möchte. Aber auch die darstellende Person kann bei diesem Kink der/die Dominierende sein, wenn sie etwa die zuschauende Person damit aufzieht, dass sie das, was sie zu sehen bekommt, nicht anfassen kann, oder ihre Selbstbefriedigung bei der Webcam-Show ganz jämmerlich ist. Trotz der physischen Distanz zwischen den Beteiligten können Cam-Sex-Szenen besondere emotionale Bindungen schaffen.

Sextoys, wie Vibratoren, Dildos, Paddles und Ballknebel, sind beliebte Requisiten für Webcam-Shows, denn sie sorgen auch bei Soloauftritten für Abwechslung. Cam-Shows müssen jedoch nicht zwangsläufig solo ablaufen; Paare und Gruppen treten oft gemeinsam vor die Kamera und erhalten online wahrscheinlich noch mehr Aufmerksamkeit als Einzelpersonen. Anders als im Porno wird das Publikum angesprochen.

Versuchen Sie Folgendes:

- Veranstalten Sie eine sexy Show für Ihren Partner oder Ihre Partnerin per Videoanruf. Sie könnten ihn/sie fragen, was er/sie sehen möchte, oder den Ablauf der Show bestimmen lassen. Wenn Sie sich unsicher fühlen und nicht so recht wissen, was Sie tun sollen, berühren Sie sich einfach und stellen sich dabei vor, es wären die Hände Ihres Partners bzw. Ihrer Partnerin. Was würde er/sie tun?

- Filmen Sie sich und Ihren Partner oder Ihre Partnerin beim Sex (natürlich nur mit seiner/ihrer Zustimmung). Selbst wenn Sie den Clip nie jemandem zeigen oder ihn danach sofort löschen, erhält Ihre Szene eine gehörige Portion Exhibitionismus.

- Wenn Sie sich mutig fühlen, loggen Sie sich auf einer Cam-Site ein und gehen Sie auf Sendung. Bedecken Sie jedoch Ihr Gesicht und alle anderen wiedererkennbaren Körpermerkmale, wenn Sie sich Sorgen um Ihre Privatsphäre machen. Man weiß ja nie, wo die Screenshots Ihrer Show landen.

100. Massage

Massagen machen Spaß und sind entspannend. Aber wussten Sie, dass sie auch kinky sein können? Die Beziehung zwischen Masseur und Kunde eignet sich hervorragend für ein Rollenspiel, da es ein Machtgefälle gibt und eine Person passiv bleibt, während die andere die Berührungen ausführt. Sie können, wenn Sie möchten, Ihre Massage mit einem Happy End (einem Orgasmus, der normalerweise manuell herbeigeführt wird) enden lassen oder keusch bleiben. Manche Leute mögen den tiefenentspannten Zustand nach einer Massage, weil er sie besonders wehrlos und unterwürfig macht (siehe Sex im Schlaf).

Massagen können auch ins Sadomasochistische driften, wie jeder bestätigen kann, der schon einmal eine Tiefengewebsmassage bekommen hat. Sie können eine normale Massage kinky gestalten, indem Sie sanfte Berührungen und Schläge, zum Beispiel auf Po oder Oberschenkel, Kratzen oder Beißen abwechseln. Wenn Sie Massageöl verwenden (was zu empfehlen ist, da es die Massage für beide angenehmer macht), können Sie es vorher erwärmen oder kühlen, um ein Temperaturspiel mit einzubeziehen. Es gibt auch spezielle Kerzen, die langsam zu Massageöl schmelzen, falls Sie ein kleines Wachsspiel in Ihre Massage einbinden möchten.

Versuchen Sie Folgendes:

- Spielen Sie eine Szene mit Masseur/Masseurin und Kunde/Kundin, die mit einem sexuellen Höhepunkt endet. Inszenieren Sie das Ganze bei gedämpftem Licht, mit sanfter Musik und reichlich erwärmtem, eventuell duftendem Massageöl.

- Wenn Sie darauf stehen, bauen Sie ein Impact in die Massage ein. Sie können es entschärfen, indem Sie sich auf Utensilien beschränken, die eher für dumpfe Schläge sorgen, zum Beispiel ein Holzknüppel oder Ihre Faust, da diese Schläge die Muskeln und das Fleisch genau wie eine Massage stimulieren.

- Wenn Sie nach dem Sex noch genug Energie haben, ist eine Massage ein tolles, angenehmes Nachspiel. Die sanfte Berührung wird Sie beide wieder erden und gleichzeitig Ihre intime Bindung festigen.

101. Fingern

Fingern (oder Fingering) ist für viele die erste, frühe Erkundung der eigenen Sexualität, bevor sie sich körperlich oder mental mit anderen Formen der Sexualität beschäftigen bzw. bereit dafür sind. Das bedeutet aber nicht, dass man jemals damit aufhören muss, wenn man erwachsen ist. Die Finger sind vielseitiger und arbeiten präziser als ein Penis oder ein Dildo, um Lust zu spenden, und man kann sogar eine Menge Kraft damit ausüben.

Der Vorteil beim Fingern ist, sich ganz auf das Vergnügen eines Partners oder einer Partnerin konzentrieren können, ohne von den eigenen Begierden abgelenkt zu werden. Ein / eine Dom kann seinen / ihren Sub schonungslos zum Orgasmus führen, oder ein / eine Sub kann seinem / ihrem Dom in selbstloser Weise zum Orgasmus bringen, indem er / sie sich nur darauf konzentriert und alles andere ausblendet. Das Fingern lässt sich gut mit Dirty Talk, Bondage, Edging, Spanking und vielen anderen lustvollen Aktivitäten kombinieren.

Die vaginale Penetration ist natürlich nicht die einzige Möglichkeit, jemanden mit den Fingern zum Orgasmus zu bringen. Finger eignen sich auch gut für die äußere Stimulation der Vulva, für die anale Penetration und sogar für die Bearbeitung empfindlicher Teile des Penis, zum Beispiel Vorhautbändchen und Eichelkranz. Für Fortgeschrittene kann das Fingerspiel in Fisting übergehen, der Akt, jemanden mit der ganzen Faust zu penetrieren. Wie immer Sie Ihre Finger einsetzen, achten Sie auf saubere Hände und Fingernägel und verwenden Sie Gleitmittel.

Wenn Sie Safer Sex praktizieren und / oder Schnittverletzungen oder Wunden an den Händen haben, sollten Sie Latex- oder Nitrilhandschuhen anziehen, bevor Sie Ihre Finger in jemanden einführen. Handschuhe ermöglichen aufgrund ihrer Textur ein sanfteres Gleiten, das manche Menschen bevorzugen, besonders wenn sie gut eingeölt sind.

Versuchen Sie Folgendes:

- Setzen Sie für eine komplette Sexszene ausschließlich Ihre Hände ein, um sich gegenseitig zu verwöhnen. Derartige Einschränkungen fördern oftmals die Kreativität.

- Setzen Sie beim Fingern auch Dirty Talk ein. Mit ausreichend Fantasie und Konzentration können sich zwei oder drei Finger wie ein Penis, ein Dildo oder was auch immer, Sie sich vorstellen, anfühlen.

- Sorgen Sie für Abwechslung, indem Sie ein Gleitmittel beim Fingern verwenden. Es gibt Produkte, die ein Wärmegefühl oder ein angenehmes Kribbeln auslösen. Andere enthalten CBD (einen Cannabiswirkstoff), das die Sensibilität erhöht und die Entspannung fördert.

Weitere Quellen

Bücher

- Laura Antoniou, *The Marketplace* series (1993–)
- Jesse Bering, *Perv: The Sexual Deviant in All of Us* (2014)
- Violet Blue, *The Adventurous Couple's Guide to Strap-on Sex* (2007), *Erotic Role Play* (2007), *The Ultimate Guide to Sexual Fantasy: How to Turn your Fantasies into Reality* (2004), Violet Blue and Thomas Roche, *Fetish Sex: An Erotic Guide for Couples* (2006)
- Mistress Couple, *The Ultimate Guide to Bondage* (2018)
- Ariane Cruz, *The Color of Kink: Black Women, BDSM, and Pornography* (2016)
- Dossie Easton and Catherine A. Liszt, *When Someone You Love Is Kinky* (2000), Dossie Easton and Janet W. Hardy, *The New Bottoming Book* (2001), Dossie Easton, *The New Topping Book* (2003)
- Lee Harrington, *Shibari You Can Use: Japanese Rope Bondage and Erotic Macramé* (2006), Lee Harrington and Mollena Williams, *Playing Well with Others: Your Field Guide to Discovering, Exploring and Navigating the Kink, Leather and BDSM Communities* (2012)
- Stella Harris, *Tongue Tied: Untangling Communication in Sex, Kink and Relationships* (2018)
- Tina Horn, *Sexting: The Grownup's Little Book of Sex Tips for Getting Dirty Digitally* (2016)
- Princess Kali, *Enough to Make You Blush: Exploring Erotic Humiliation* (2015)
- Justin Lehmiller, *Tell Me What You Want: The Science of Sexual Desire and How It Can Help You Improve Your Sex Life* (2018)
- Midori, *The Seductive Art of Japanese Bondage* (2001)
- Philip Miller and Molly Devon, *Screw the Roses, Send Me the Thorns: The Romance and Sexual Sorcery of Sadomasochism* (2002)
- Kevin Patterson, *Love's Not Color Blind: Race and Representation in Polyamorous and Other Alternative Communities* (2018)
- Tristan Taormino, *The Ultimate Guide to Kink: BDSM, Role Play and the Erotic Edge* (2012)
- Morgan Thorne, *Exploring BDSM: A Workbook for Couples (Or More!) Discovering Kink* (2017)
- *The Toybag Guide* series
- John and Libby Warren, *The Loving Dominant* (1994/2000/2008)
- Jay Wiseman, *SM 101: A Realistic Introduction* (1997)
- Mark Wiseman, *Mind Play: A Guide to Erotic Hypnosis* (2013)

Artikel im Netz

- Tina Horn, 'A Beginner's Guide to Talking Dirty (Without Feeling Awkward)', 23 August 2017, www.allure.com/story/how-to-talk-dirty
- Wintersong Tashlin, 'How to Use Urethral Sounds', 21 August 2012, www.wintertashlin.com/2012/08/21/how-to-use-urethral-sounds-2

- Taylor J. Mace, 'Knives, Rope, and Death – Oh My!: 5 Reasons Why I Love Fear Play', 30 October 2017, www.feistyfoxfilms.com / fear-play
- Bex Caputo, 'The Super-powered Yes / No / Maybe List: A Negotiation Tool for Sex Nerds', www.bextalkssex.com / yes-no-maybe
- Zoé Samudzi. 'What "Interracial" Cuckold Porn Reveals About White Male Insecurity,' 31 July 2018, www.vice.com / en_us / article / 594yxd / interracial-cuckold-porn-white-male-insecurity-race

Video-Tutorial

- 'Tie Bondage – Real 50 Shades Ep #3' by Morgan Thorne, https: / / www.youtube.com / watch?v=FadeTmakCRg

Deutsche Websites

Tainted Love – BDSM-Lexikon
https://www.taintedlove.de/lexikon/begriffe-mit-d/ds/

BDSM-Rollen in der Übersicht
https://www.deviance.app/bdsm-rollen-uebersicht/

Intimtips
https://www.intimtips.com/Artikel-über-bdsm/atmungsspiele

Das Rollen-Verzeichnis
https://www.deviance.app/little/

Bavarian-Bondage.de
https://bavarian-bondage.de/bondage-shibari-oder-doch-kinbaku/

Das Kink-Alphabet
https://www.deviance.app/impact-play/

Lustlexikon
www.lustlexikon.com

EIS
https://www.eis.de/blog/die-besten-sextoys-fuer-die-badewanne

Etsy
https://www.etsy.com/c/bath-and-beauty/personal-care/sexual-wellness/sex-toys

Englische Websites

BDSMwiki.info
BexTalksSex.com
FeistyFoxFilms.com
FetLife.com
GirlOnTheNet.com
GirlyJuice.net
KinkAcademy.com
Kinkly.com
Lehmiller.com
MxNillin.com
SubmissiveFeminist.com
SubmissiveGuide.com
TinyNibbles.com
TwistedMonk.com

Danksagung

Danke an die Kink-Pädagogen, die mit ihrer Arbeit unzählige Leben verändert haben, auch meines: Tina Horn, Mollena Williams-Haas, Sinclair Sexsmith, Jillian Keenan, Violet Blue, Kidder Kaper, Clementine Morrigan, Princess Kali, Raven Kaldera, Sleepingirl, Allison Moon, Mr. BLK, Aida Manduley, Mx. Nillin, Luna Matatas und viele mehr.

Vielen Dank an meine Freunde in der Sexmedienindustrie, deren Unterstützung und Feedback mir so viel bedeutet haben: Epiphora, Dick Wound, Taylor J. Mace, Kate Sinclaire, Erin Pim, Lilly, Sarah Brynn Holliday, Sugarcunt, Crista Anne, JoEllen Notte, Taryn, C. Murphy, Rachael Rose, Sarah Jane, Erika Lynae, Rae Chen, Lunabelle und zu viele andere, als dass sie hier alle genannt werden könnten.

Mein Dank geht auch an die tollen Redakteurinnen, mit denen ich zusammengearbeitet habe und die Großartiges geleistet haben – besonders an Zara Larcombe, Chelsea Edwards und das ganze Team bei Laurence King.

Danke auch an meine großartige, pfeilschnelle Agentin Iris Blasi.

Ein herzlicher Gruß geht an alle, die jemals meinen Blog gelesen oder meinen Podcasts zugehört haben. Ich habe wirklich das beste Publikum der Welt.

Ein dickes Dankeschön an meine unglaublichen, liebevollen Eltern, Elaine Loring und Sam Bornstein, die mich immer unterstützt haben, und an meinen Bruder, Max Bornstein, der mich immer zum Lachen bringt.

Liebe Grüße an meine beste Freundin, kinky Vertraute und Podcast-Co-Moderatorin Bex Caputo, die mich während des gesamten Prozesses angefeuert und unermüdlich kinky Ideen beigesteuert hat, wenn ich nicht weiterkam. Wenn es so etwas wie ein „Kink-Genie“ gibt, dann ist sie es.

Zum Schluss: Zu unendlichem Dank bin ich Matthew Bischoff verpflichtet, der mich umsichtig und konsequent während der gesamten Entstehung dieses Buches – von der ersten Idee bis zum Druck – unterstützt, dominiert und geliebt hat. Matt, du hast mir mehr über meine eigene Sexualität beigebracht, als jedes Buch oder jeder Workshop es je könnte, und ich kann es kaum erwarten, was als Nächstes in unserem großen kinky Abenteuer passiert.